おつかれ気味の
腎臓がよみがえる

超！解毒スープ

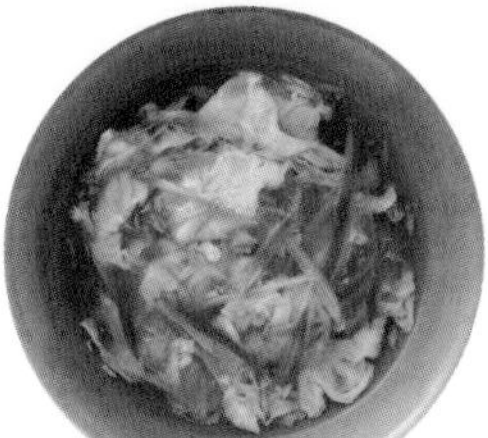
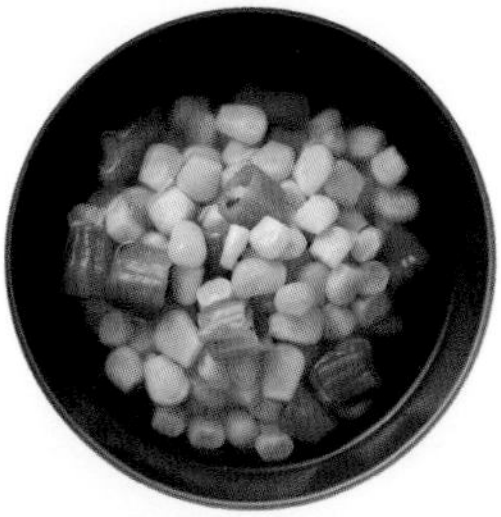
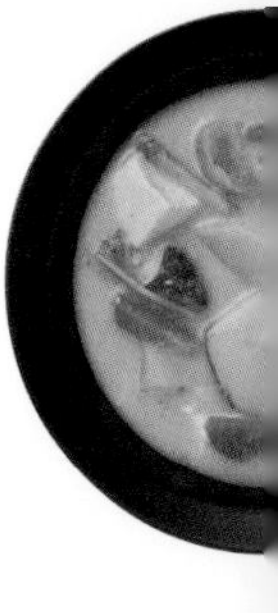
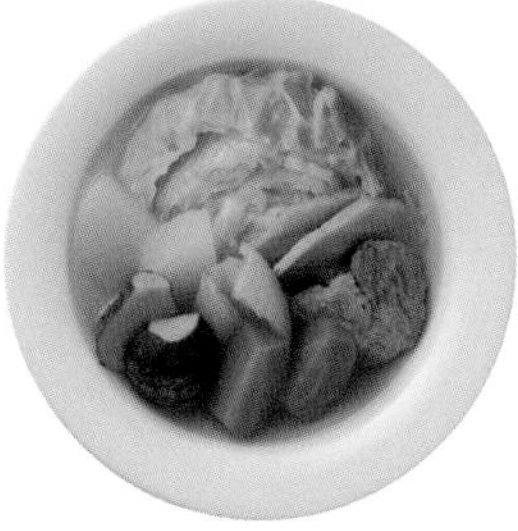
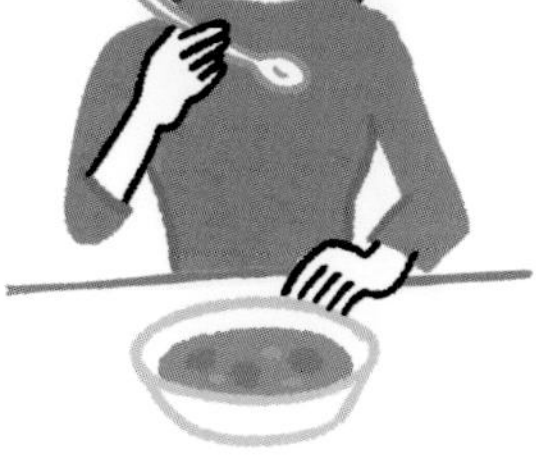
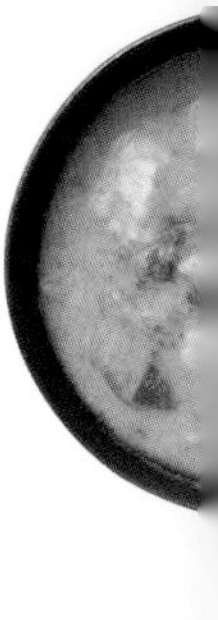
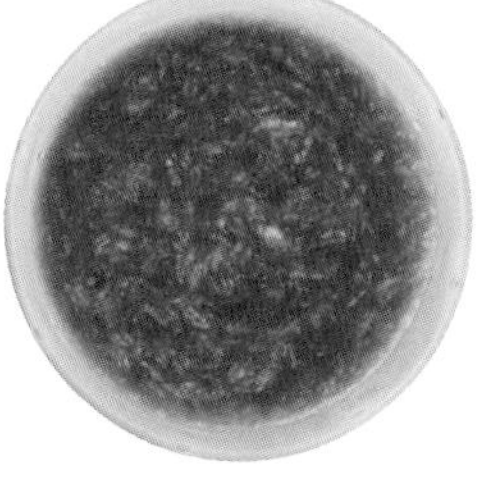
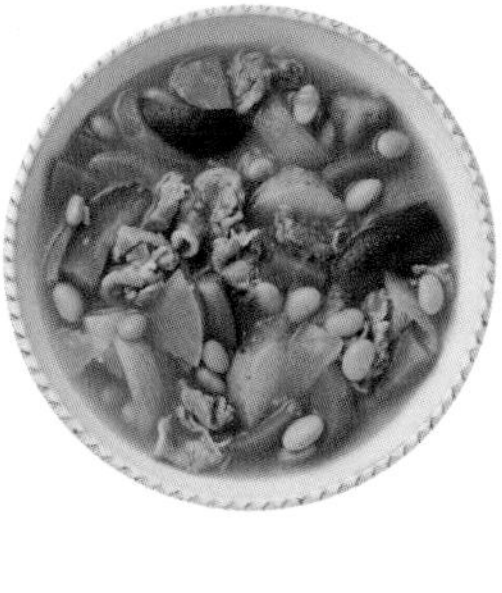

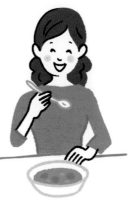

腎機能アップ！ちゃんねる
大野沙織　著

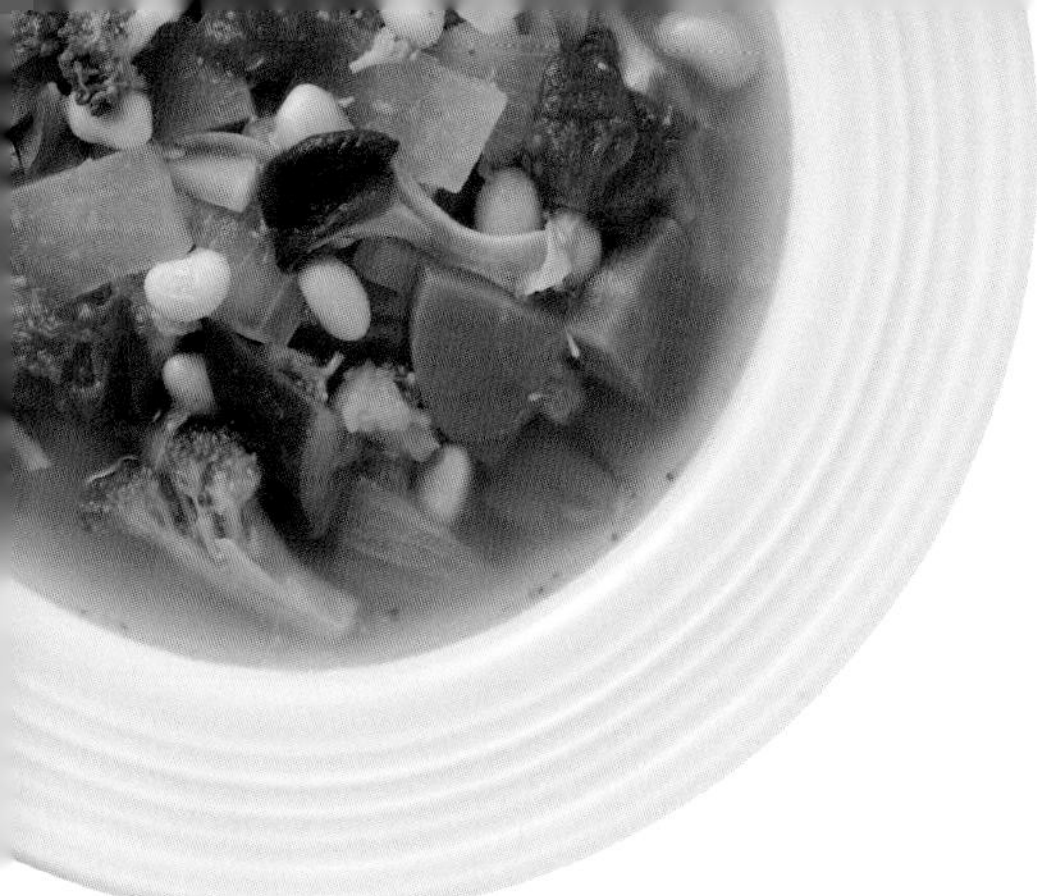

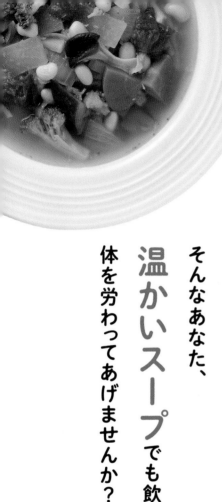

なんだか、つかれやすい。
足が冷えて、むくんでいる。
肌や髪にもツヤがなくなってきた。
白髪や薄毛も気になる。

そんなあなた、
温かいスープでも飲んで、
体を労わってあげませんか？

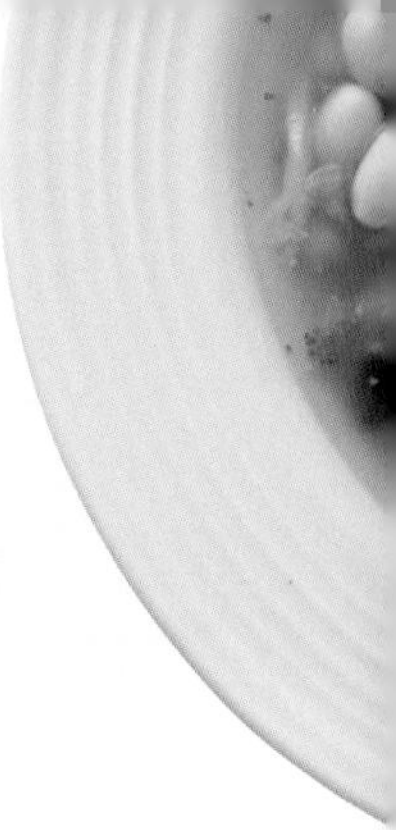

この本で紹介するのは、東洋医学の考え方をベースに、
おつかれ気味の腎臓を
元気にするための**スープレシピ**です。

最初に挙げた不調も、
全部腎臓にかかわっているんですよ。

じゃあ腎臓って、
どんな働きをしているの？
なんでそんなに**大事**なんでしょう？

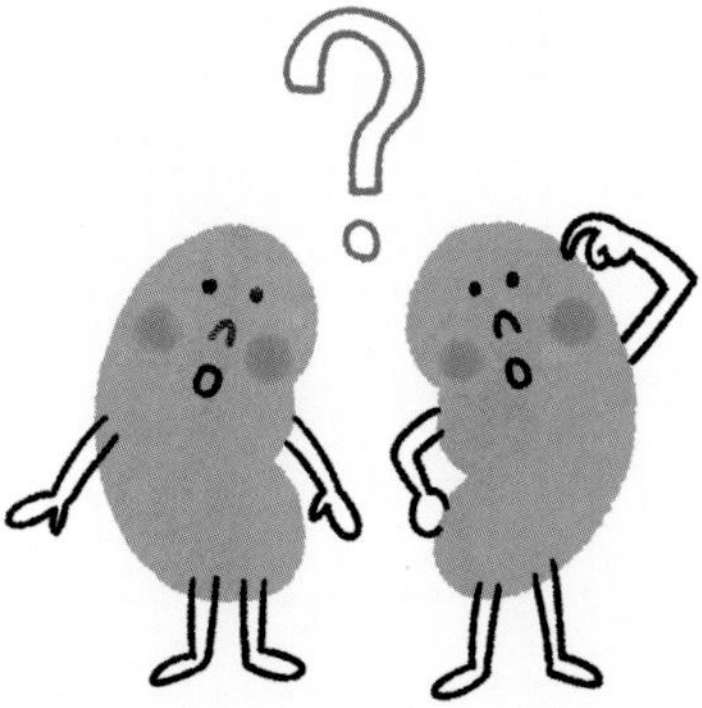

腎臓は体の**ろ過装置。**

老廃物を含んだ血液をきれいにしたり、
不要な水分を尿として出します。

一方で必要なものは吸収する働きもあり、
さらには、ナトリウム・カリウムなどの
イオンバランス、血圧なども整え、
体が正常に機能するように
細かく調整してくれているのです。

しかも、**24時間365日**休まずに！

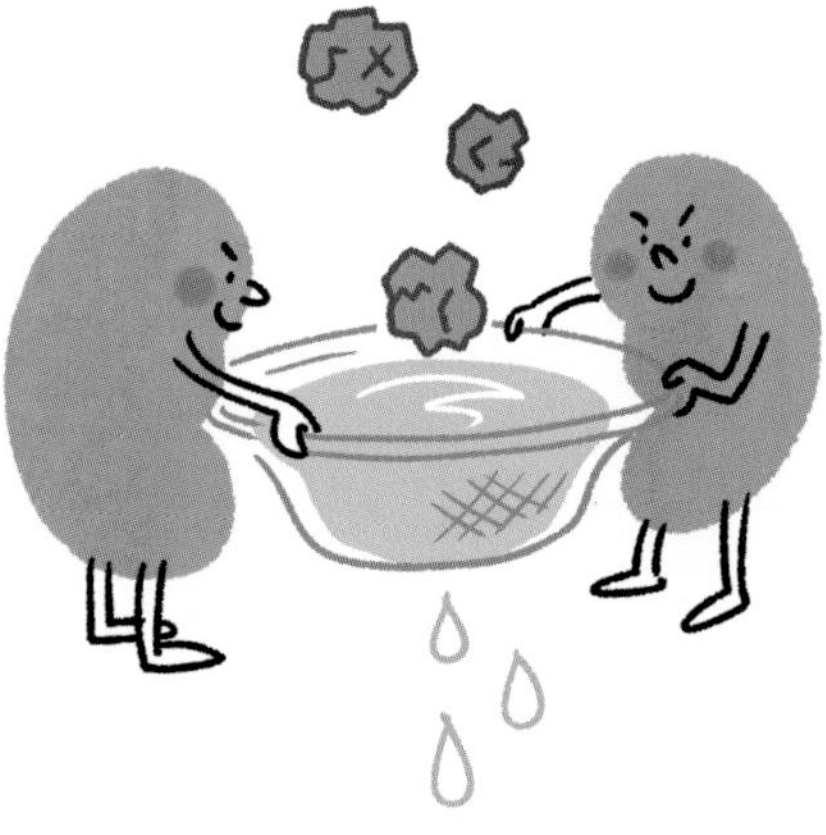

腎臓が元気な人は、

若々しくて、つかれ知らず。

胃腸や肝臓も元気になります。
腎臓がつかれたり、悪くなっていると老化まっしぐらです。

さらに、東洋医学でいうところの「腎」は、

生命そのもの。

体を強く保つためのベースになるもの。

腎臓は実は**元気で暮らす**ために
とっても重要な臓器なのです。

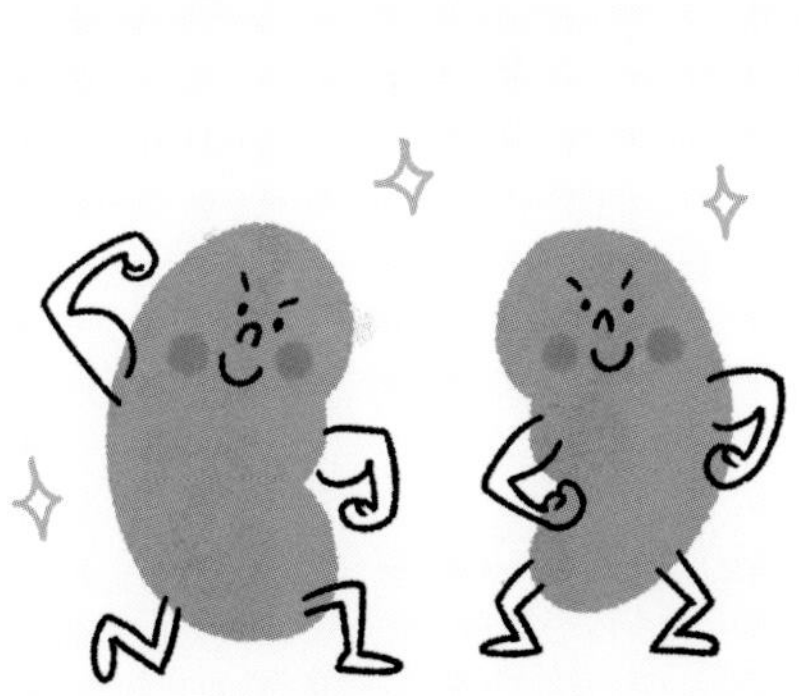

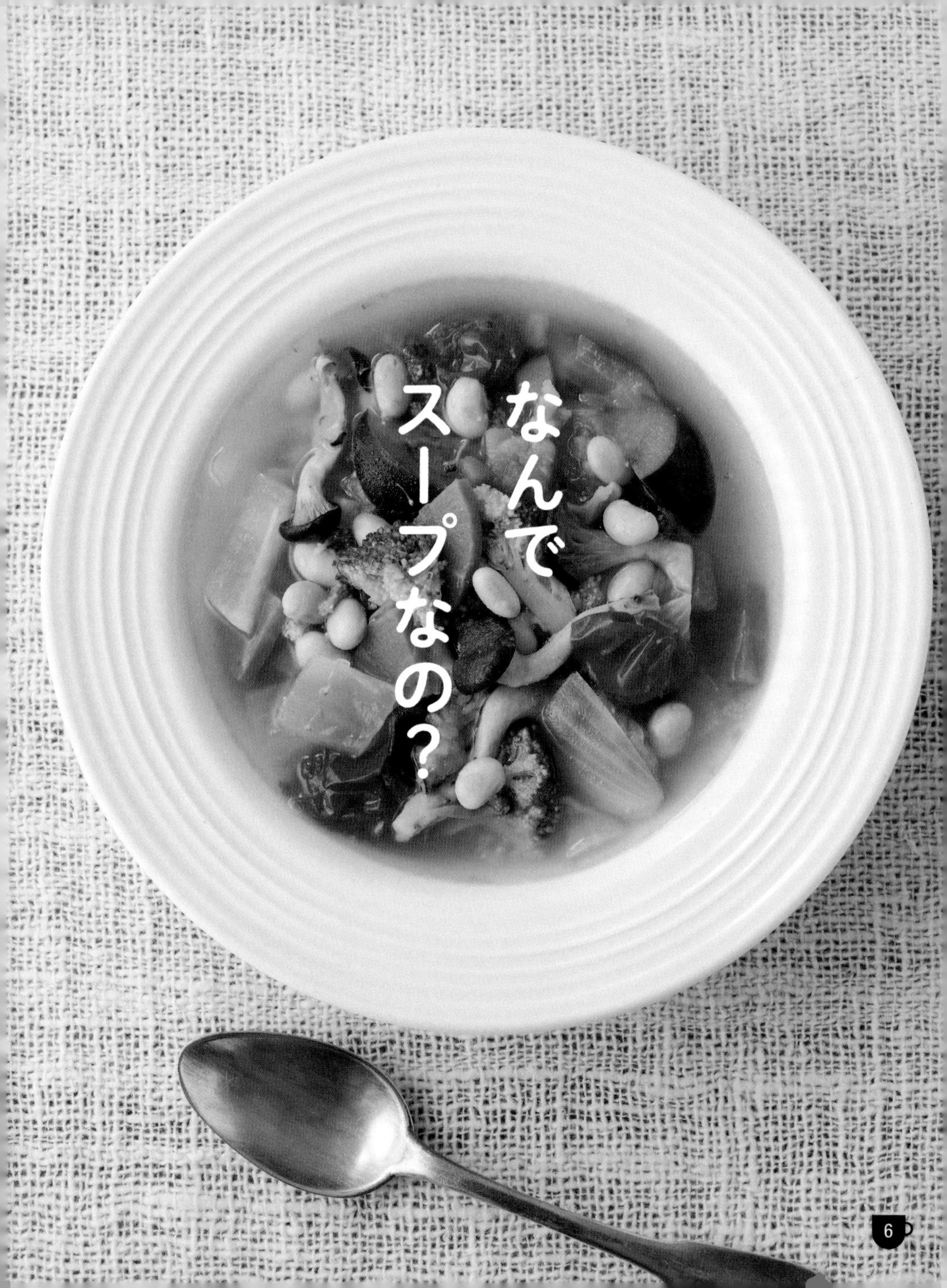
なんでスープなの？

腎臓を健やかに保つために、一番いいのは
食事でしっかり**腎臓にいい栄養を摂る**こと。
ところが現代人は、必要な栄養が不足していたり、
加工品の摂り過ぎや食べ過ぎなどで、
知らない間に腎臓に負担をかけています。
そんな腎臓がつかれている人にとって、スープはいいことずくめ。
しっかり加熱することで、溶けだした栄養も余すところなく、
効率よく摂ることができます。

なにより簡単！

誰が作っても、だいたいおいしくできる！
つかれた日でも、パパッと作って、
おいしく食べて、元気になれる。
即効性があるのもスープのいいところです。

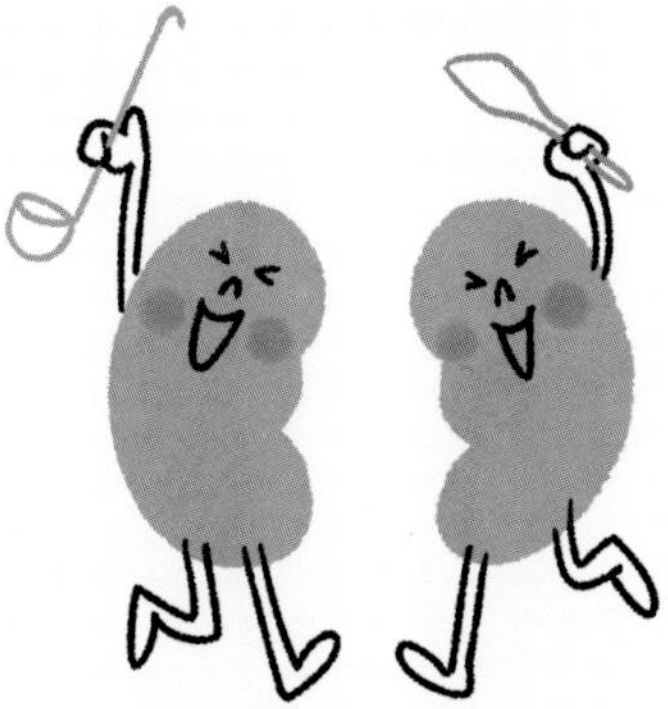

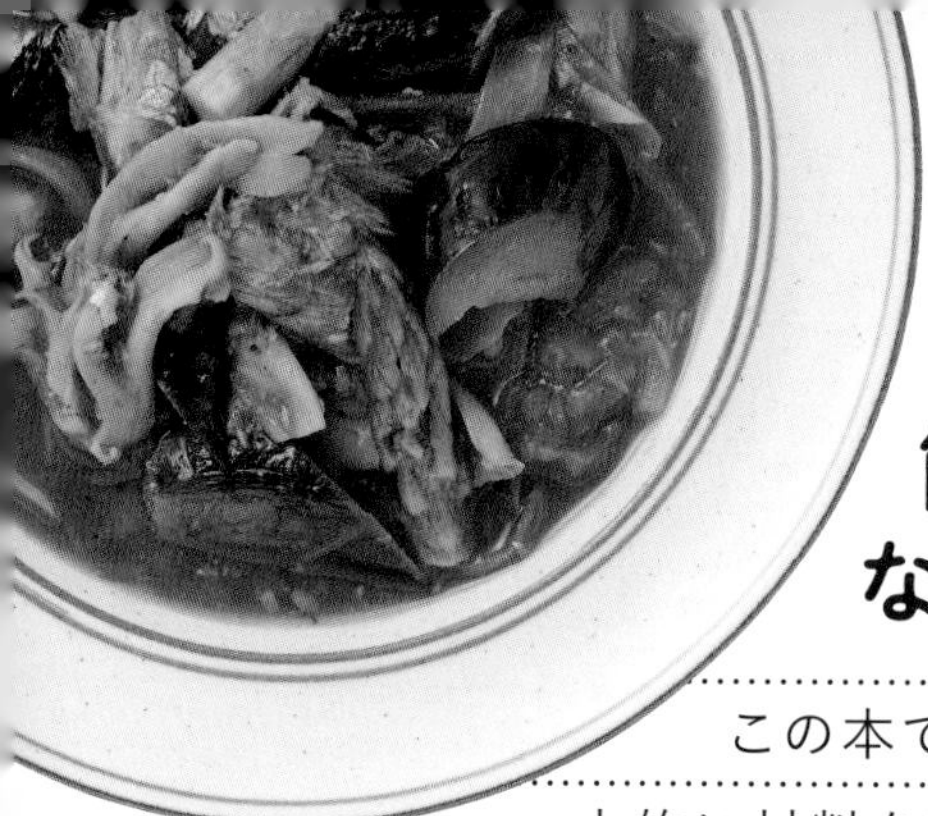

スープのいいところ

IT'S SIMPLE BUT DELICIOUS!

簡単！なのにおいしい！

この本で紹介するレシピは、基本的に材料をフライパンで炒めて煮るだけ。炒めるのが面倒なら切って煮込むだけでもOK。火加減などもふきこぼれなければ大丈夫。料理が苦手な人でも作れて、素材の味を引き出すからほぼ間違いなくおいしくなります。

ABSORB MORE NUTRIENTS THAN SALAD!

栄養の吸収率はサラダより上！

スープは具材を加熱するので野菜の細胞膜が壊れ、有効成分が出てきます。サラダではそれができないどころか、体を冷やしてしまいます。食べ方ひとつで食材の効能を生かすことができるのがスープなのです。

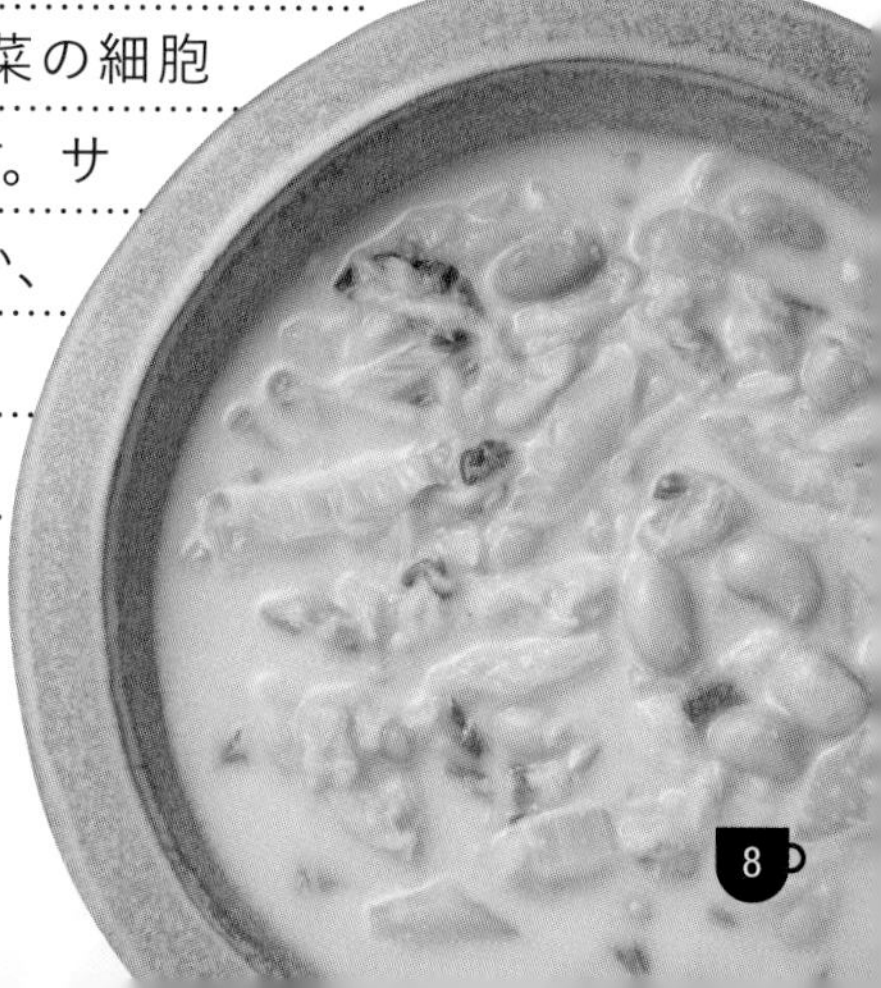

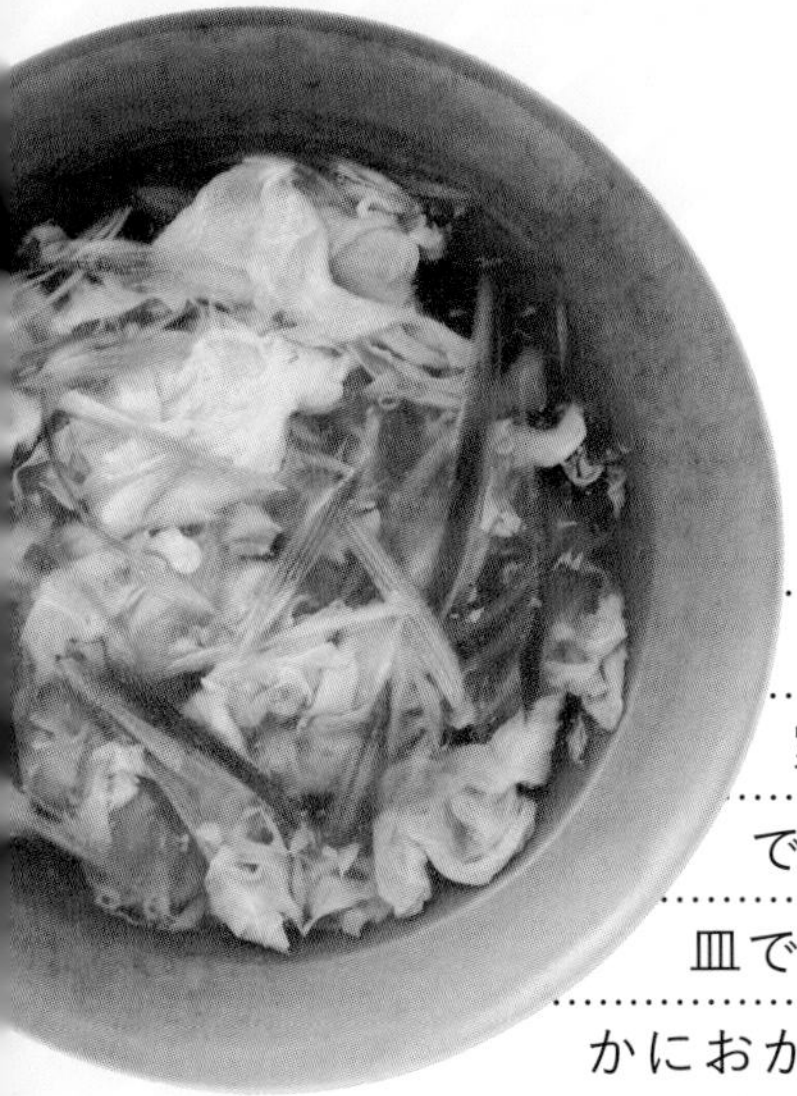

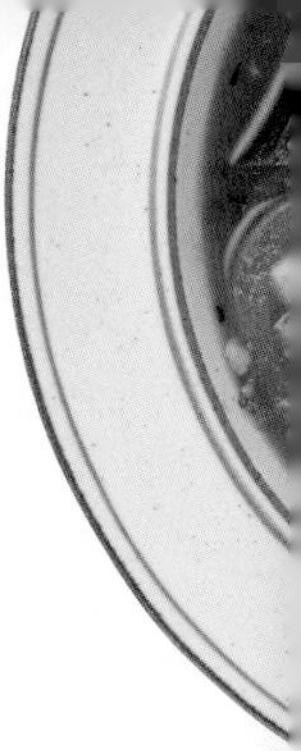

IT'S EASY AND SIMPLE

面倒くさくない！

腎臓がつかれていると、長い間家事をするのはつらいものです。でもスープなら簡単な上に、ひと皿で一食分の栄養を賄えるので、ほかにおかずを作る必要もありません。私みたいに面倒くさがりの人にはぴったりです。

IT'S ABLE TO GET THE WHOLE NUTRITION!

栄養を逃さず丸ごと食べられる

水溶性のビタミン類はゆでたりすると水に溶け出してしまいます。スープは溶け出した水分ごと味わうので、その野菜の栄養を丸ごと食べられるのが大きなポイントです。

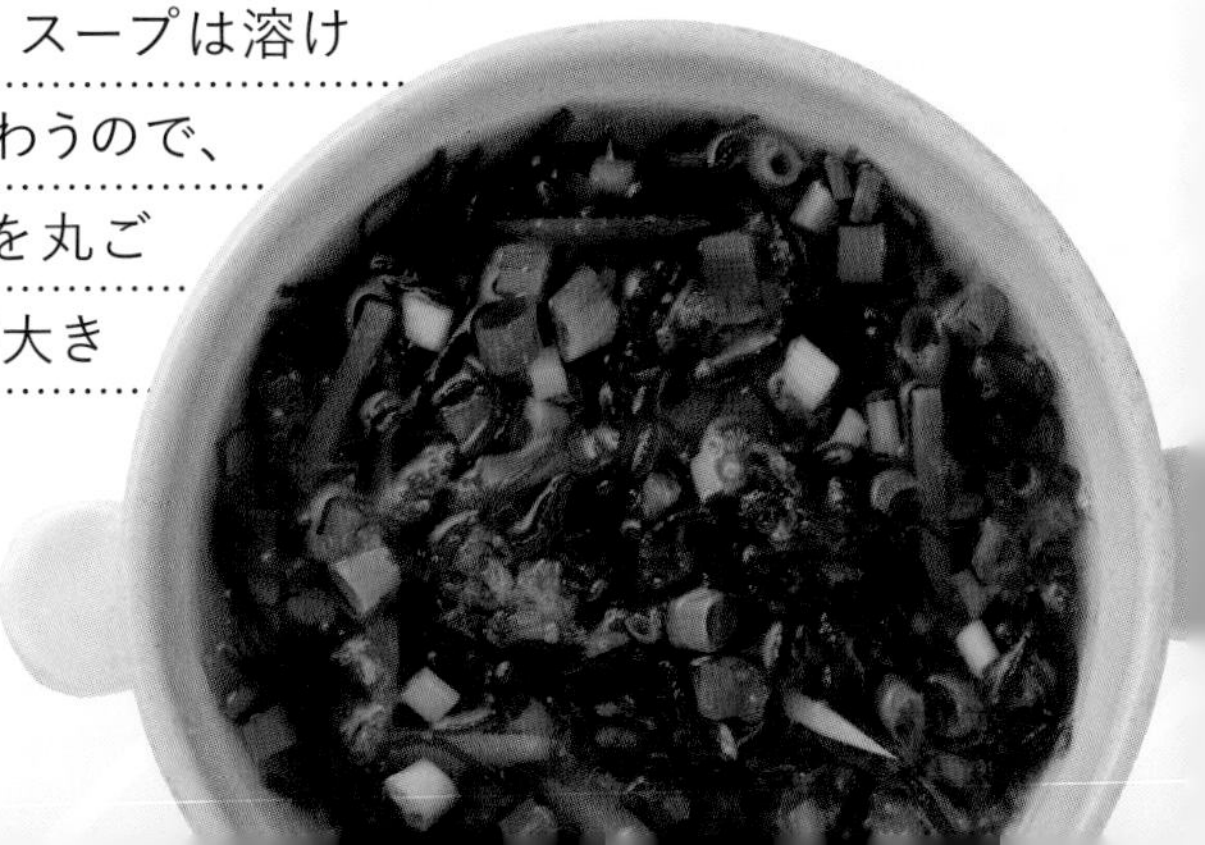

はじめに

腎臓は、東洋医学で〝命そのもの〟とされています。体内に2つあることからもその存在の大切さがわかるはずです。

そんな腎臓を、私は20代で壊してしまい、現在も1つしか機能していません。思えばずっと腰痛があったのに、腎臓が悪いとは気づかず、病院でも異常なしという診断。起き上がることもできなくなってようやく「腎盂腎炎《じんうじんえん》」とわかりました。すぐにできる治療もなくて、手術までの半年間、つらさに耐えることもできず、調べてみて、出合ったのが鍼灸でした。それまでいくら説明してもわかってもらえなかった苦しみを、脈を診るだけでわかってもらえるなんて！そこからまっしぐらに、鍼灸の道を進み始めました。

そんなわけで、鍼灸の勉強をしている間も、現在に至るまで、自分の弱点である腎臓を強くする方法を調べまくり、腎臓のセルフケアを確立しました。

そして腎臓ケアのための情報をYouTubeにアップし始め、スープのレシピを紹介したところ、思った以上に嬉しい反響がありました。腎臓が悪い人はもちろんのこと、さまざまな悩みが解決したというコメントが届き、多くの人と交流できるようになりました。

私が腎臓や健康のためにスープを作るのは「面倒くさいから」。

腎臓が弱っている人はつかれやすいので、毎日おかずを何品も作ったり献立を考えたりするのは、身体的にも気持ち的にも負担です。スープなら作るのも食べるのも楽で、効率的に栄養が摂れます。「何を食べればいいかわからなくなっていたけれど、スープのおかげで食事のストレスがなくなった」という声を聞くと、本当によかったと思います。

私自身も現在は週に1、2回のスープ食、本でも紹介したマッサージを毎日することでつかれを感じることなく元気です。腎臓は誰でも60代になると機能が半分になるといわれているので、大事に労わってあげてください。

私たちの体は食べたもので作られます。腎臓の数値が気になる人、不調を抱えている人、なんとなく体力がない人、もっと元気になりたい人も、スープを食べたり、セルフケアを取り入れると好転していきます。体の中がきれいになると、美肌や痩せたりして若々しくいられるのも嬉しいですね。

本のレシピを基本に、アレンジしても問題なし。気軽においしく、楽しく、ストレスなく自由に、スープを生活に取り入れてみてください。

CONTENTS

超！解毒スープ

不調に効くスープ

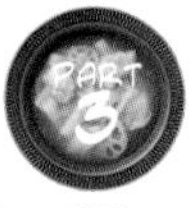

元気になるスープ

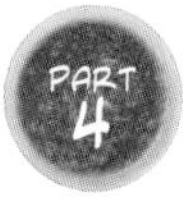

美容・ダイエットのスープ

まずは

基本の腎臓スープを作ろう！

まずは基本の腎臓スープを作ってみましょう。野菜たっぷりで、自然な甘みがおいしいスープです。

具材がすべてでなくても大丈夫だし、好きな野菜をプラスしてもＯＫ。このスープと少しのごはん（満足感があるので、たくさんなくても大満足！と感じるはず）で、一食となります。小麦粉は腎臓や胃腸に負担をかけるので、麺類などを入れるのは控えてください。ほかにおかずをたくさん食べるのは、栄養的に過剰かもしれません。このスープとごはんの食事を週に1、2回取り入れるだけで体の調子がぐんぐん変わっていくのがわかるはず！

私がスープに使っているのは、このスープに限らずどこのスーパーでも買えるものばかり。「これでいいの!?」と拍子抜けするかもしれません。また、下処理などの手間もほぼいりません。

ただ、毎日同じものを作って食べると、同じ食材に腸が慣れて刺激にならないのと、摂れる栄養が偏ってしまうので、入れる野菜を変えたり、毎日の場合は夕飯だけにするなど頻度を工夫してください。どの野菜も栄養価が高い実力派なので、まずはこれらを買いそろえて作ってみましょう！

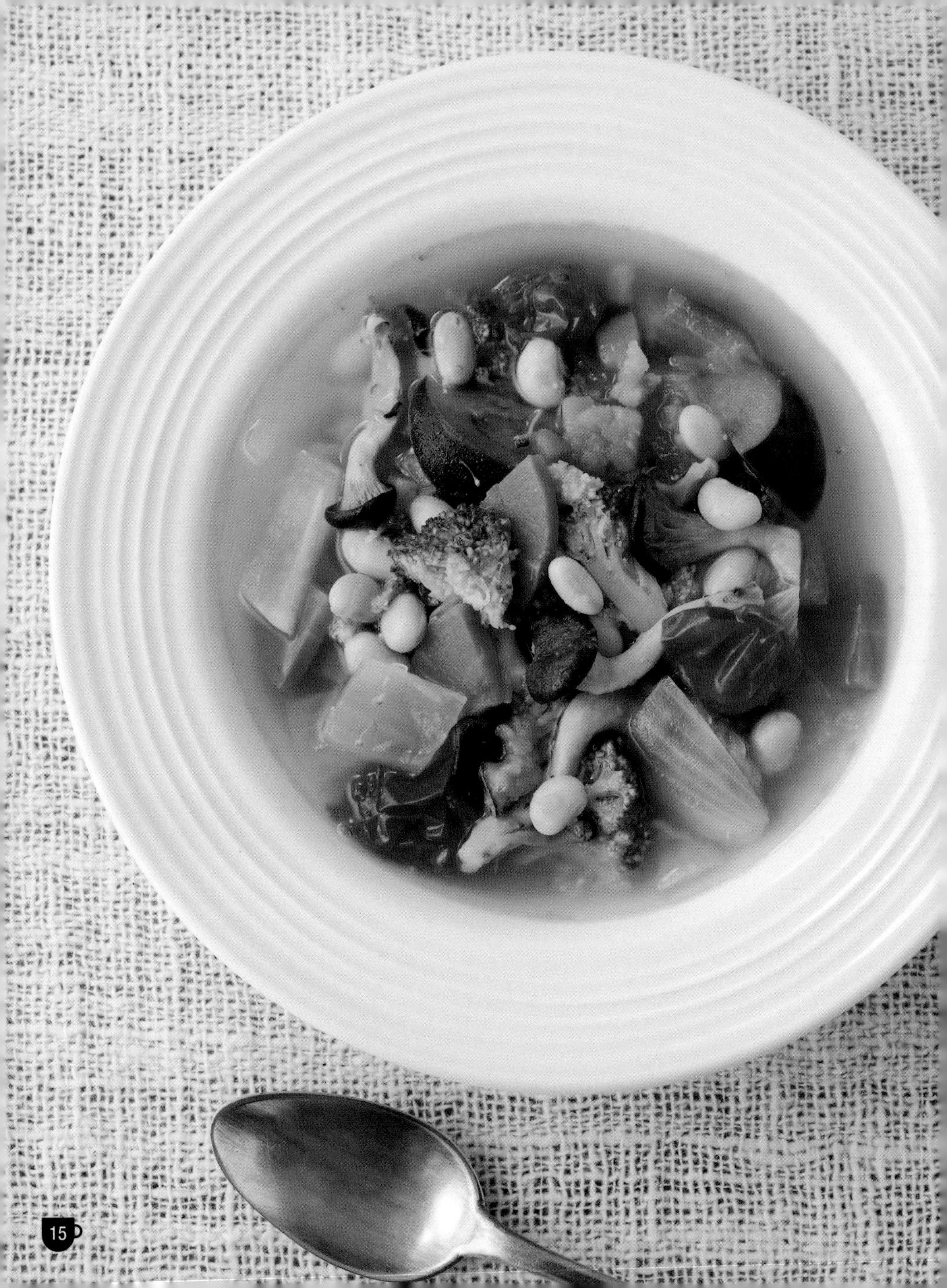

15

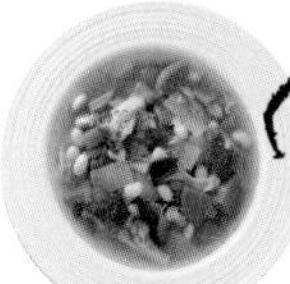

“基本の腎臓スープ”に入れる食材はこちら！（2人分）

にんじん 1/2 本 〈いちょう切り〉

βカロテンが豊富で、目、肌、粘膜にも。

大根 4㎝ 〈いちょう切り〉

不溶性食物繊維が腸の調子を整えます。

ブロッコリー 1/2 株 〈小房に分け、茎は小さめに切る〉

βカロテンのほか、たんぱく質は豆腐以上。

玉ねぎ 1/2 個 〈2㎝角に切る〉

解毒野菜の代表格。血管を若返らせます。

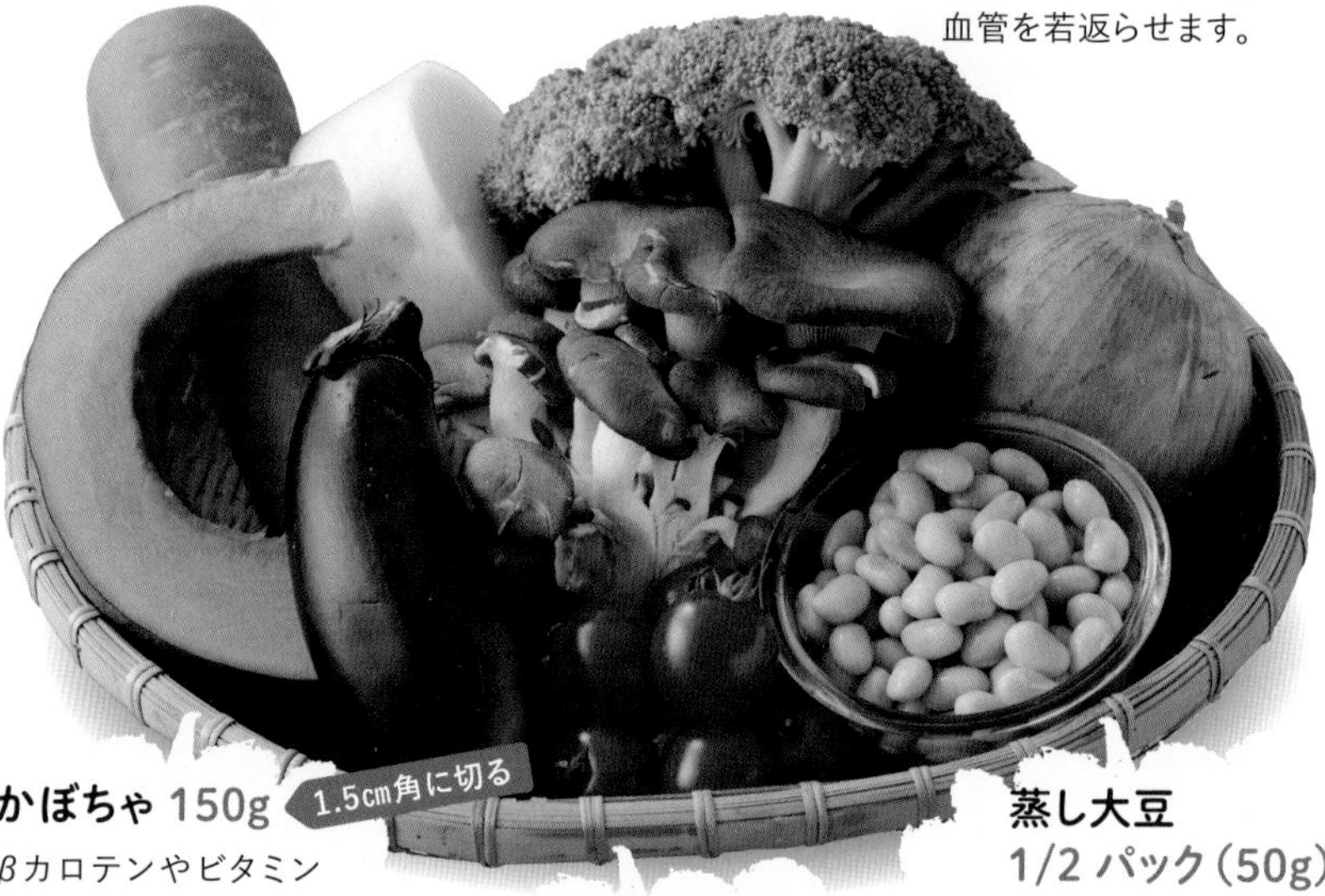

かぼちゃ 150g 〈1.5㎝角に切る〉

βカロテンやビタミンEなどが老化防止に。

ミニトマト 6 個

紫外線などの酸化ストレスから身を守ります。

蒸し大豆 1/2 パック（50g）

イソフラボンがホルモンバランスに。

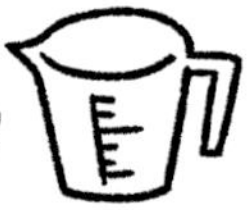

水 400㎖

なす 1 本 〈半月切り〉

皮には抗酸化作用の強いナスニンが豊富。

キノコ 80g 〈ほぐす〉

アミノ酸の抗酸化力で免疫力アップに期待。

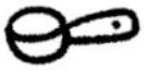

塩 小さじ 1

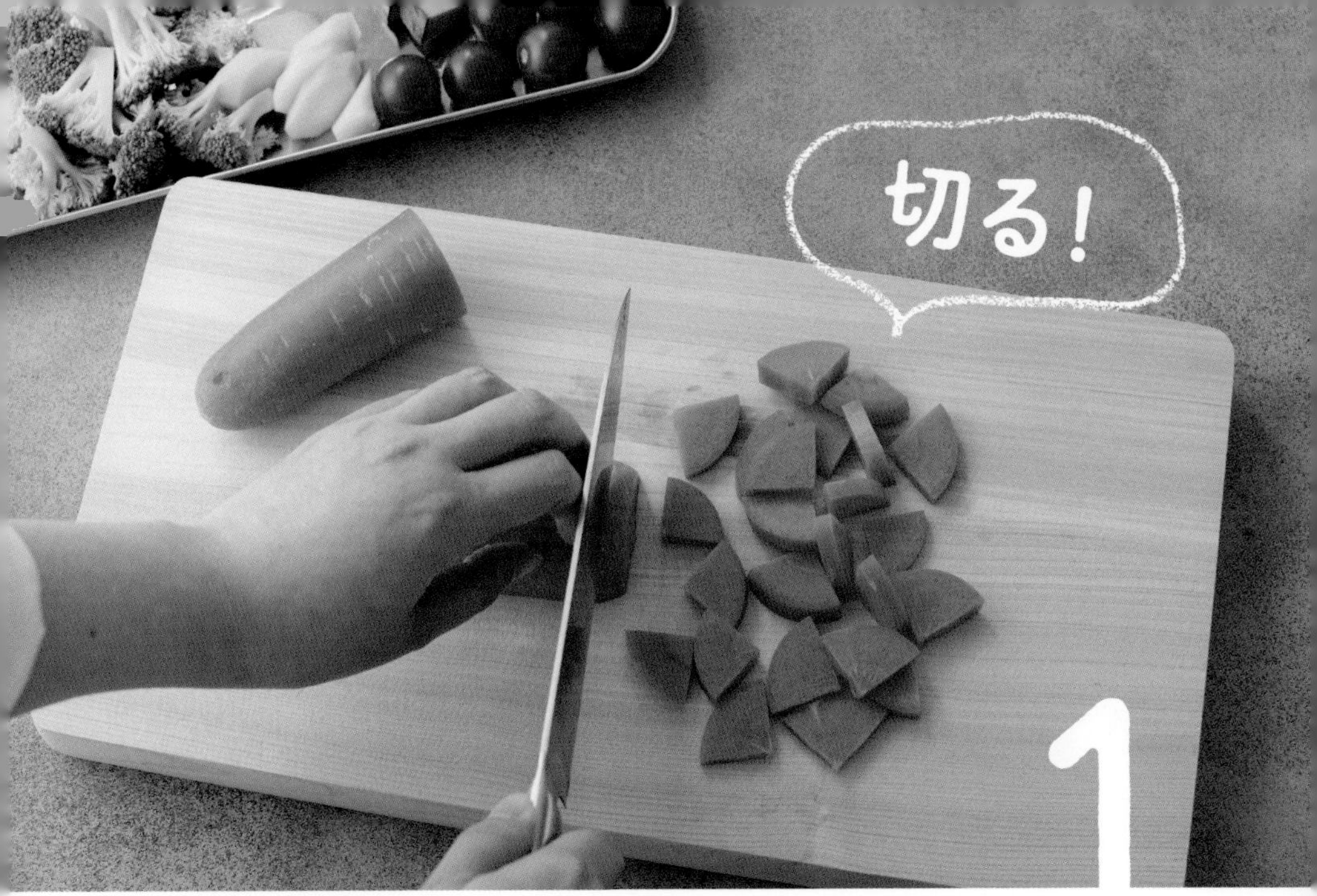

1 切る!

ポイントは、皮。

皮のまわりは栄養価が高く、
味もおいしいのでできるだけ残したいです。
たとえば、にんじんは、出荷前の洗浄で
すでに皮が除かれている状態になっており、
むかなくてもおいしく食べられます。
もちろん汚れや残留農薬は気になります。
私は**水で流しながら**
たわしでごしごしとこすって
きれいにします。
あとは、食感が残るよう大きめにしたり、
とろけるくらいの小ささにしたりと
お好みで切ってください。
特に**かぼちゃは小さめに切って、**
煮崩してスープの「ルー」のように使います。

2 炒める！

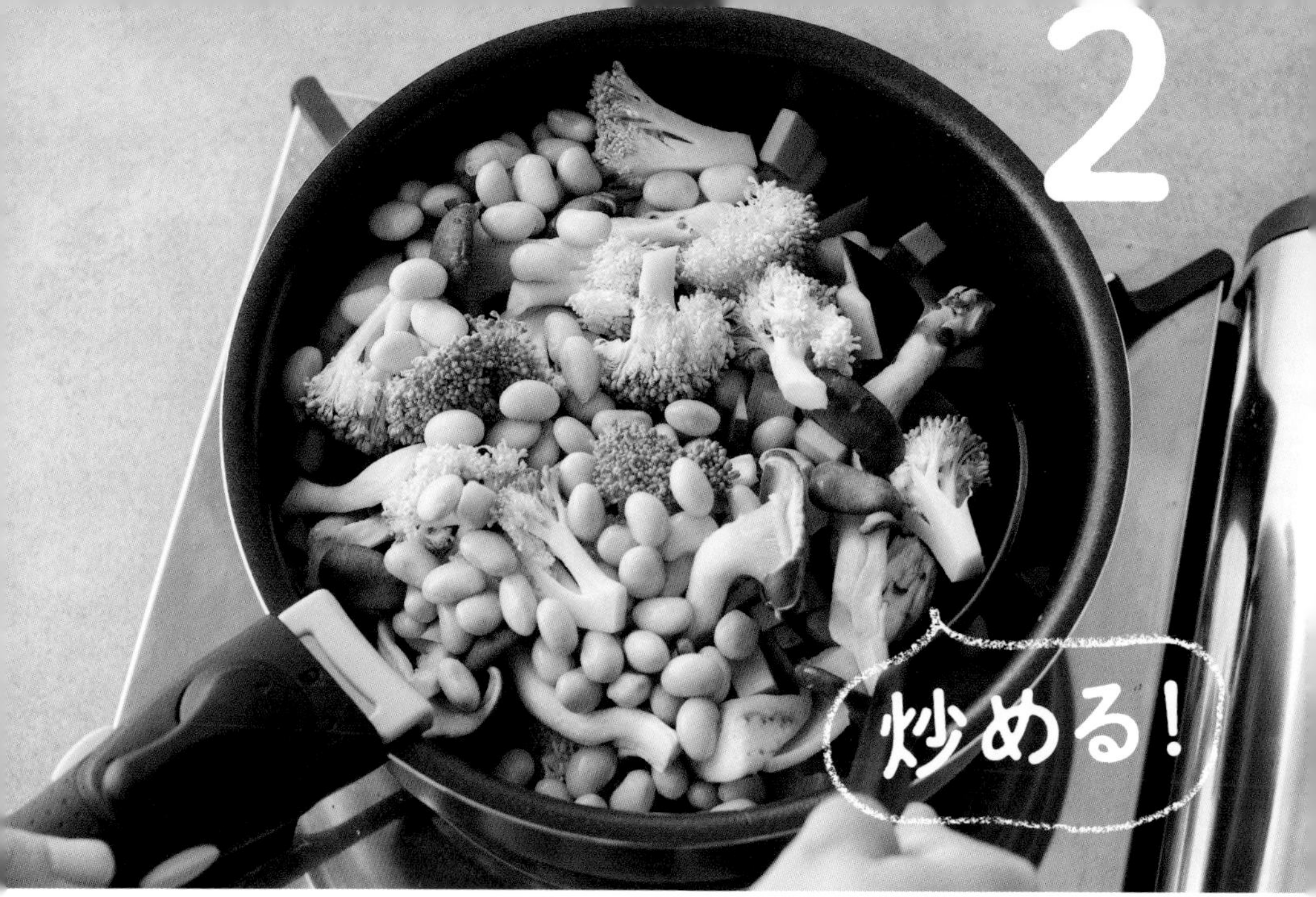

野菜は**さっと炒める**のが理想です。
理由は2つ。1つはβカロテンなど、
油と一緒に使うことで吸収率が上がる
栄養素があるからです。もう1つは、
コクが出ておいしいから！
油は酸化しにくいものがいいので、
基本的に**オリーブオイル**を
使っています。

ココナッツオイルの次に酸化しにくい油で、
どこのスーパーでも
手に入るのが嬉しいですね。
最近は酸素に触れにくいボトルのものも
登場していて、おすすめです。
もちろん、つかれているときは
炒める手間を省いてもOK！

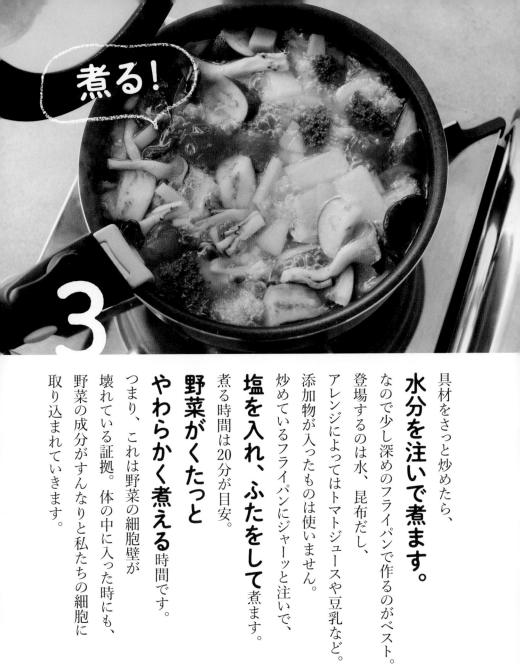

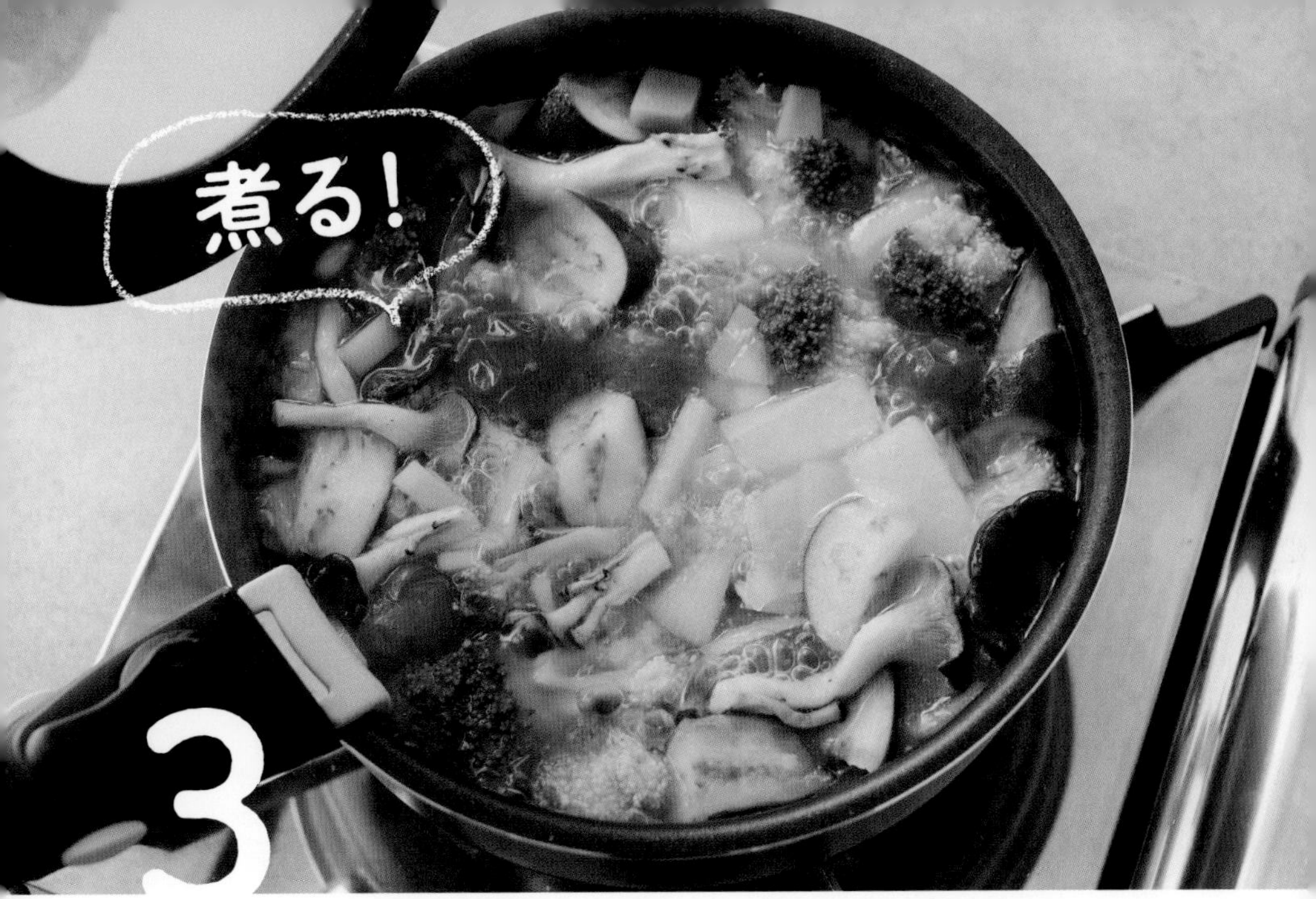

3 煮る!

具材をさっと炒めたら、
水分を注いで煮ます。
なので少し深めのフライパンで作るのがベスト。
登場するのは水、昆布だし、
アレンジによってはトマトジュースや豆乳など。
添加物が入ったものは使いません。
炒めているフライパンにジャーッと注いで、
塩を入れ、ふたをして煮ます。
煮る時間は20分が目安。
野菜がくたっと
やわらかく煮える時間です。
つまり、これは野菜の細胞壁が
壊れている証拠。体の中に入った時にも、
野菜の成分がすんなりと私たちの細胞に
取り込まれていきます。

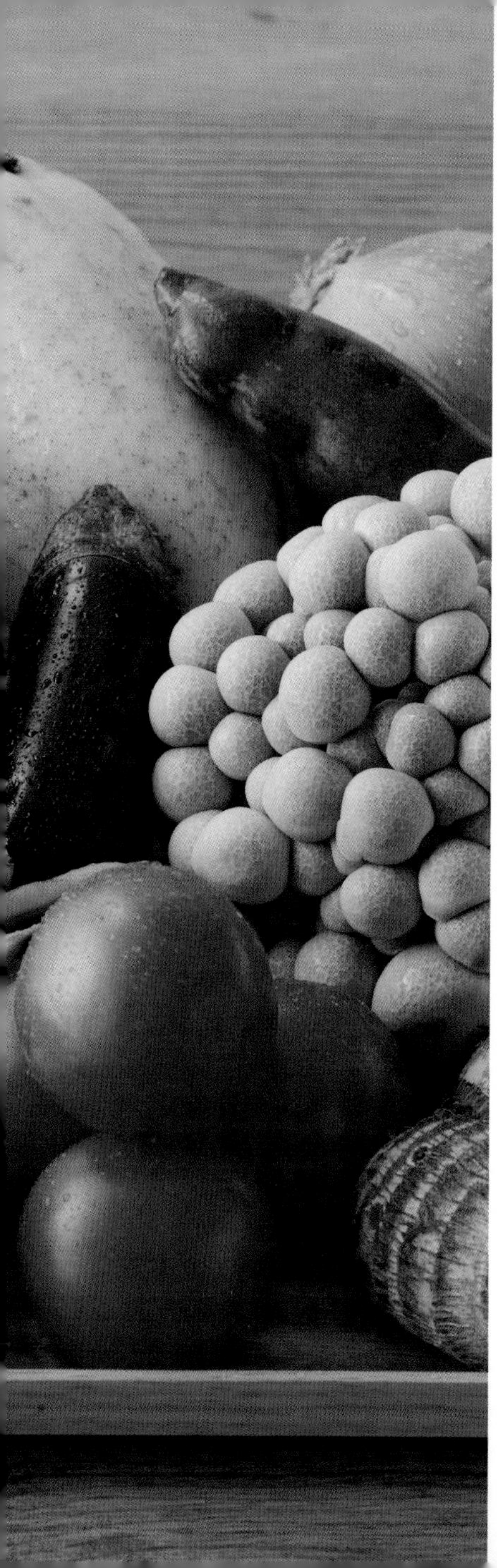

大事なこと①

旬の野菜を上手に取り入れる

　この本で紹介するスープの主役は、旬の野菜です。どの野菜にも旬があり、おいしさも栄養価もピークを迎えます。今は1年中売り場にある野菜も多いですが、旬のものを選んでください。1年を通して旬のものを食べることで、季節に順応できる、巡りのいい体になります。季節ごとに会えるおいしい野菜が楽しみですね。

　この本に出てくる野菜は、スーパー

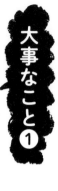

で買えるものばかりですが、基本的に薬膳の考え方をベースに、一般的な栄養学や最新の研究データをもとに組み合わせています。それらをいかに効率よく体内に入れるかを考えたのが、スープなのです。

また、野菜の食べ方にもいろいろありますが、毎朝スムージーを飲む人が実は冷えで悩んでいたり、サラダは細胞膜を咀嚼《そしゃく》では壊しきれず、吸収できない栄養が多く残ってしまいます。

また、サプリだと野菜と違って栄養が単体なためバランスがとりにくく、体にとっては不自然です。食事として咀嚼する行為は人間の本来の姿であり自然な形。噛むことで脳が働き、腎臓を鍛えてくれますよ。旬の野菜をよく噛んで食べるのがベストです。

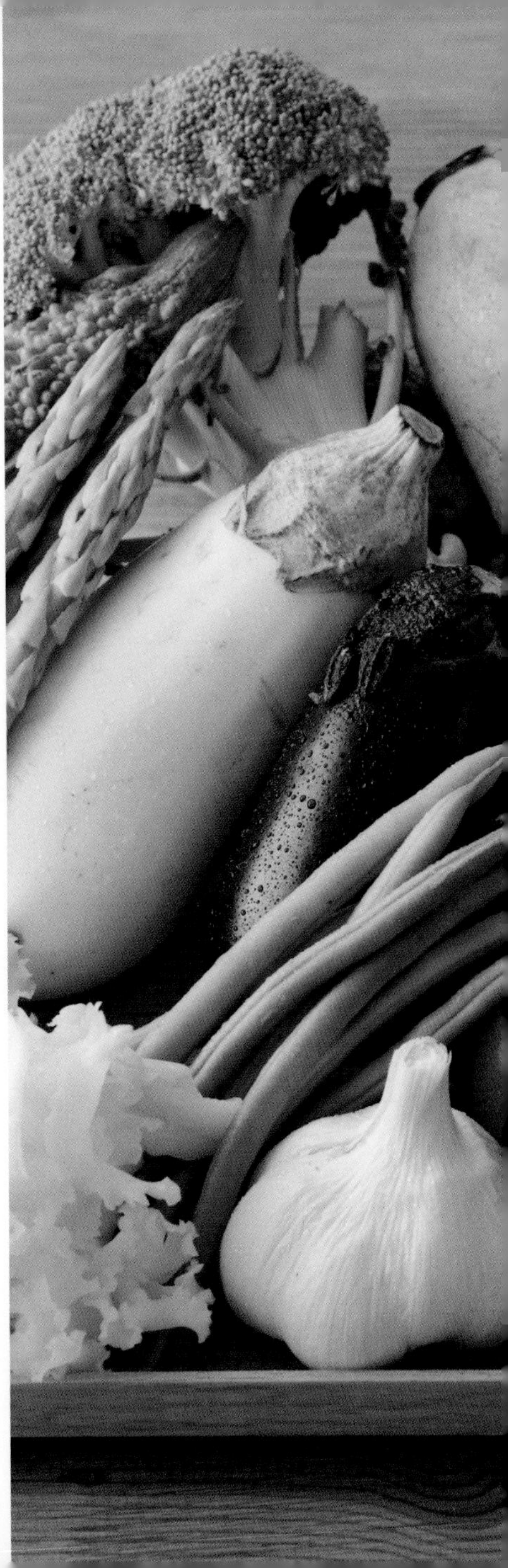

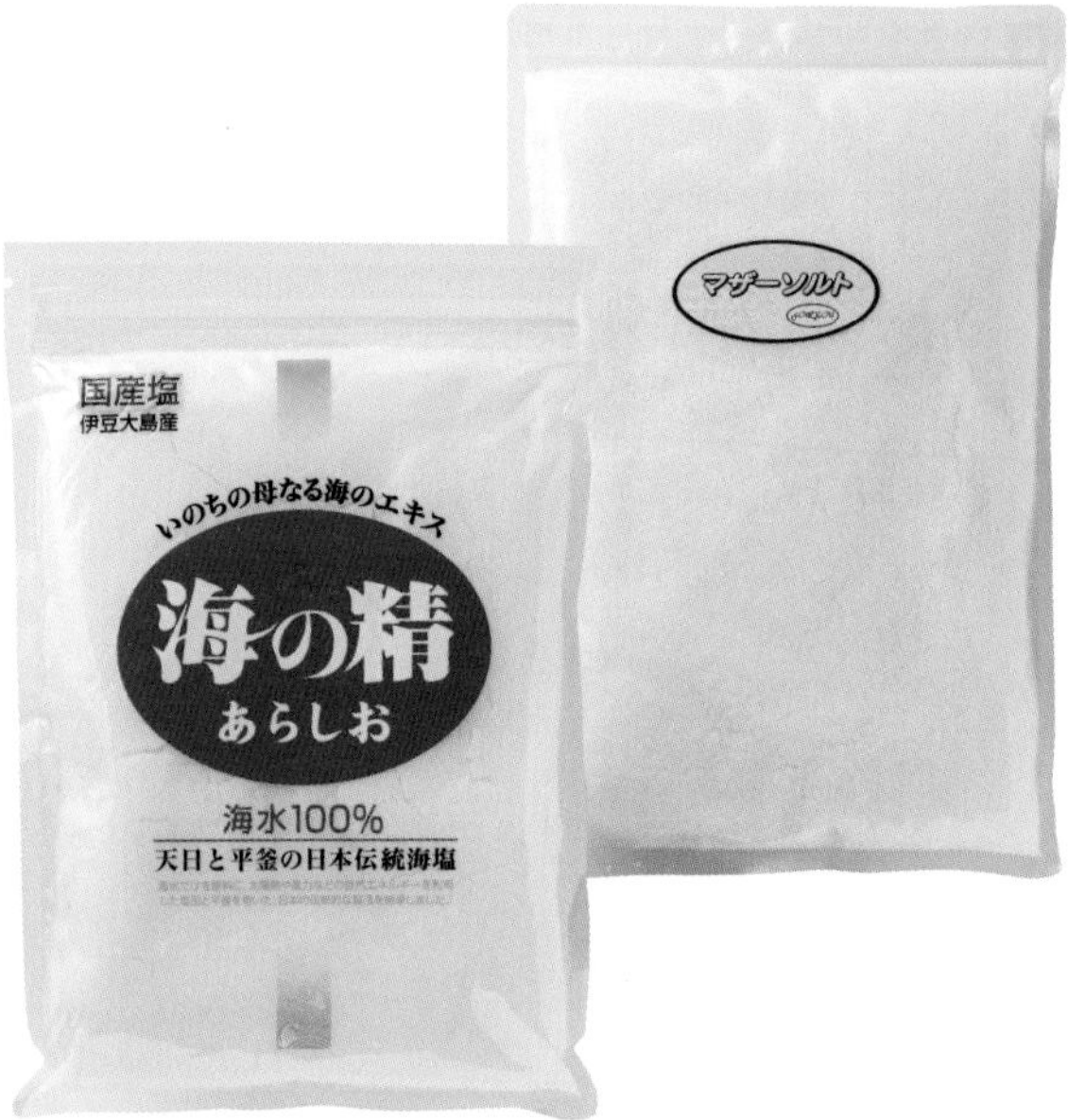

大事なこと②
天日塩を使う

この本のスープを作るときに、必ずやっていただきたいことがあります。それは、昔ながらの自然の製法で海水から作られた、ミネラルたっぷりの自然塩を使うこと。中でも私が一番に推奨しているのが「天日塩《てんぴじお》」です。天日塩とは、海水を太陽の光と風によって結晶化させて作る塩のことです。

生命は海の中から生まれたといわれています。私たちの体内の多くは水分であり、今もイオンバランスは海水によく似ています。腎臓がつかれてしま

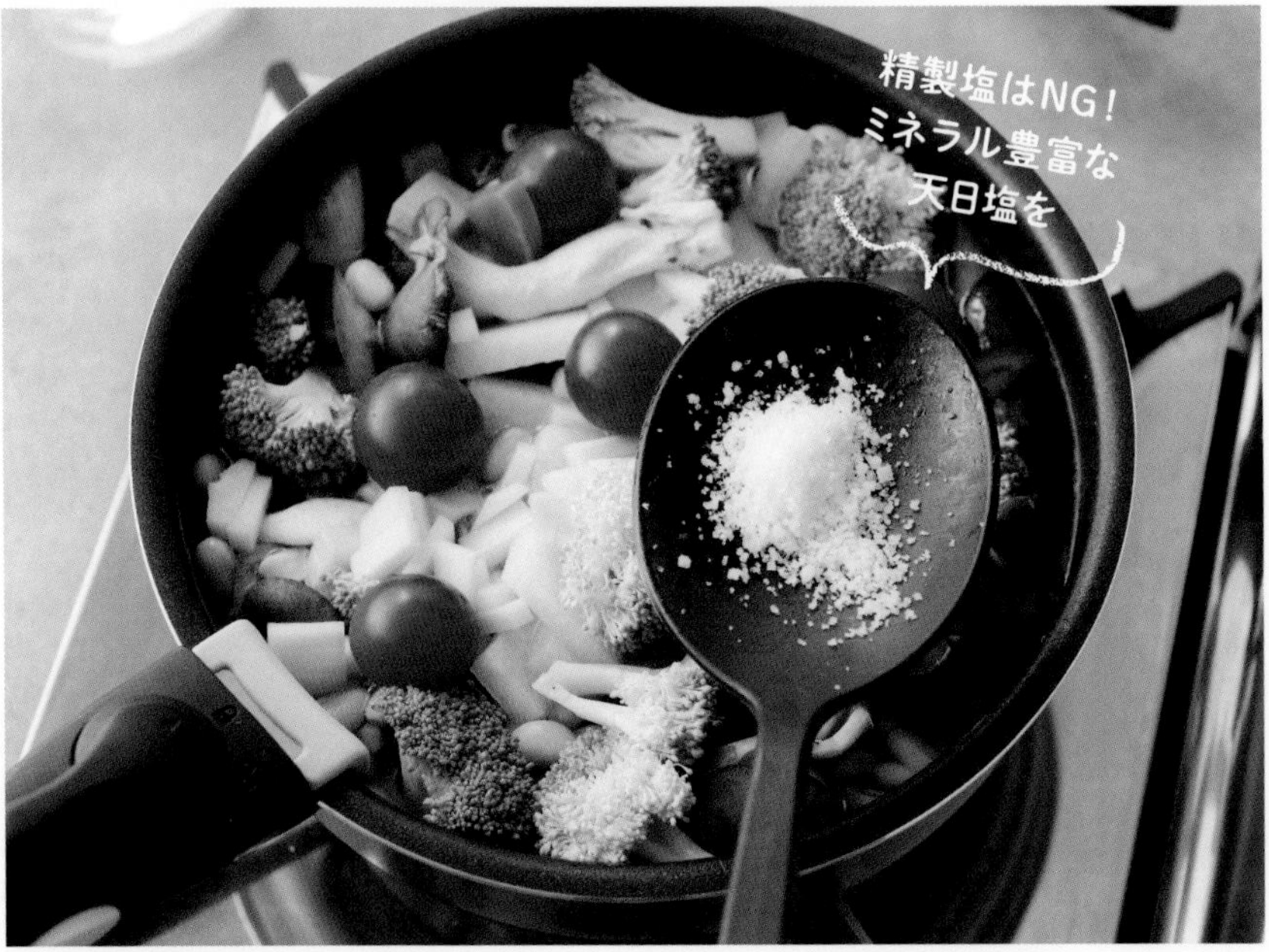

精製塩はNG！
ミネラル豊富な
天日塩を

うのは、このバランスが崩れてしまうから。だから、海水と同じミネラルを含む天日塩とたっぷりの水を摂ることで、腎臓はゆった〜りすることができる。そんなイメージを思い浮かべてみてください。

逆に、食塩などの安い精製された塩はミネラルが偏っており、腎臓にダメージを与えてしまいます。また、自然塩であっても岩塩はミネラルが少ないので、私のレシピでは使っていません。

もし天日塩が手に入らなかったら、原料が「海水」のみで、窯炊きなどの製法を使った塩ならスーパーで手に入りますから、塩だけは必ずいいものを使ってください。

大事なこと③

いい調味料を使う

天日塩以外にも、スープにはいろいろな調味料が登場します。どれも特殊なものではなく、味噌、醤油、お酒やみりんといった一般的なものです。天日塩でしっかり味をつけることが多いので、風味をつける役割になります。

とはいえ、調味料は一度買ったらしばらく使うものなので、少しいいものを手に入れたいと思っています。〝いいもの〟とはいっても、私自身近所のスーパー「ライフ」で買っていますから、難しいことではないでしょう。

味噌や醤油は発酵食品であり、熟成しています。まずは、天日塩と同じようにパッケージをよく見て、余計なものが入っていないかをチェック。意外と甘い化学調味料や保存料が入っていたり、味噌にだしの素が入っていたりしているものです。こういったものは腎臓での処理に労力がかかって負担になりますから、毎日使うものではできるだけ避けましょう。

おすすめなのは、材料がシンプルで、発酵に時間がかかっている、つまり自然な形で熟成している調味料。味噌なら3年熟成などを選びます。じっくり作られた調味料は人間には作り出せないアミノ酸などの成分がたくさん含まれ、化学的な添加物では出せないおいしさがあるからです。塩と同じように、腎臓に負担なく、それだけで薬のようです。調味料も、薬膳の世界では体への効能が期待できます。

高価なものでなくてもいいので、少し意識を向けるだけで体は変わっていきます。

長期熟成の味噌がおすすめ！

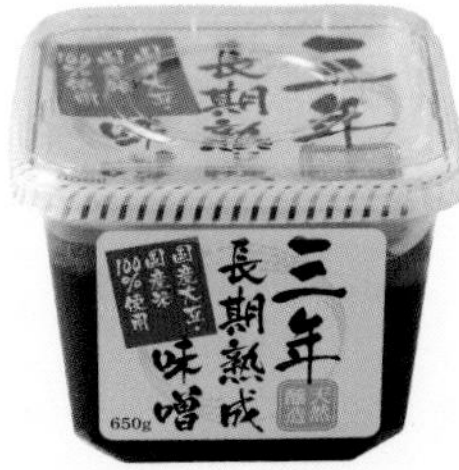

しっかりした造り方のものならなんでも。このほか、白味噌や豆味噌を使うこともあります。

醤油は特に添加物の使用をチェック！

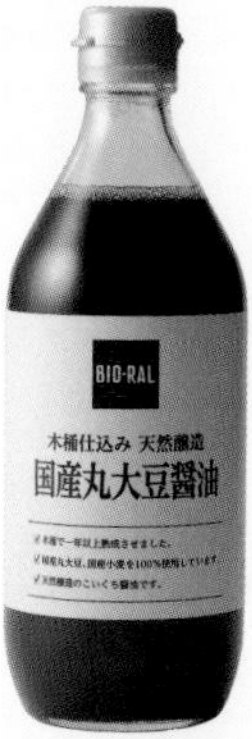

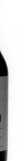

醤油は大豆と麹のほかに、化学調味料や保存料が入っているものが多いので確認を。

炒めるときは酸化しにくいオリーブオイル一択！

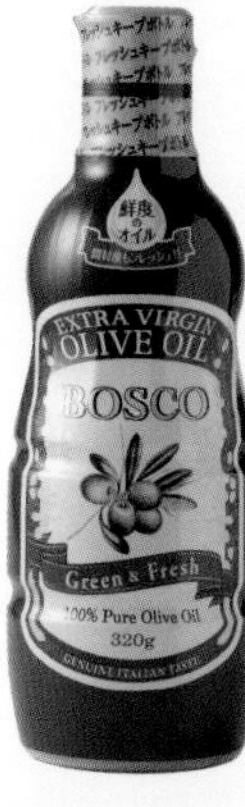

酸化しにくい油ならほかでもOKですが、味と使い勝手のよさでやはりオリーブオイルに。

本書のきまり

□ 大さじは 15mℓ、小さじは 5mℓです。

□ 調味料は、基本的に以下を使っています。
- **塩**……天日塩
- **醤油**……薄口醤油
- **味噌**……天然醸造味噌

□ 火加減は記述がない場合は中火です。

□ スープを煮込む際に、アクが出たら除いてください。

□ 野菜を洗う、皮をむく、種を除くというような基本的な下処理は省略している場合があります。皮はできるだけむかずに食べてほしいですが、農薬、汚れなどが気になる場合は、たわしでよく洗ってください。

□ 天日塩や味噌は天然の味なので味の濃さに差があります。好みで加減してみてください。

□ おろしにんにく、おろししょうがは生の野菜をおろしたものを使用してください。

※本書のメソッドは著者独自のものであり、効果・効用には個人差があります。

※事故やトラブルに関して本書は責任を負いかねますので、あくまでも自己責任においてご活用ください。

※本書のメソッドを行うことに心配や不安がある場合は、専門家や専門医にご相談のうえお試しください。

PART 1

超！解毒スープ

腎臓のつかれを一気に回復して、
体の内外から若返り

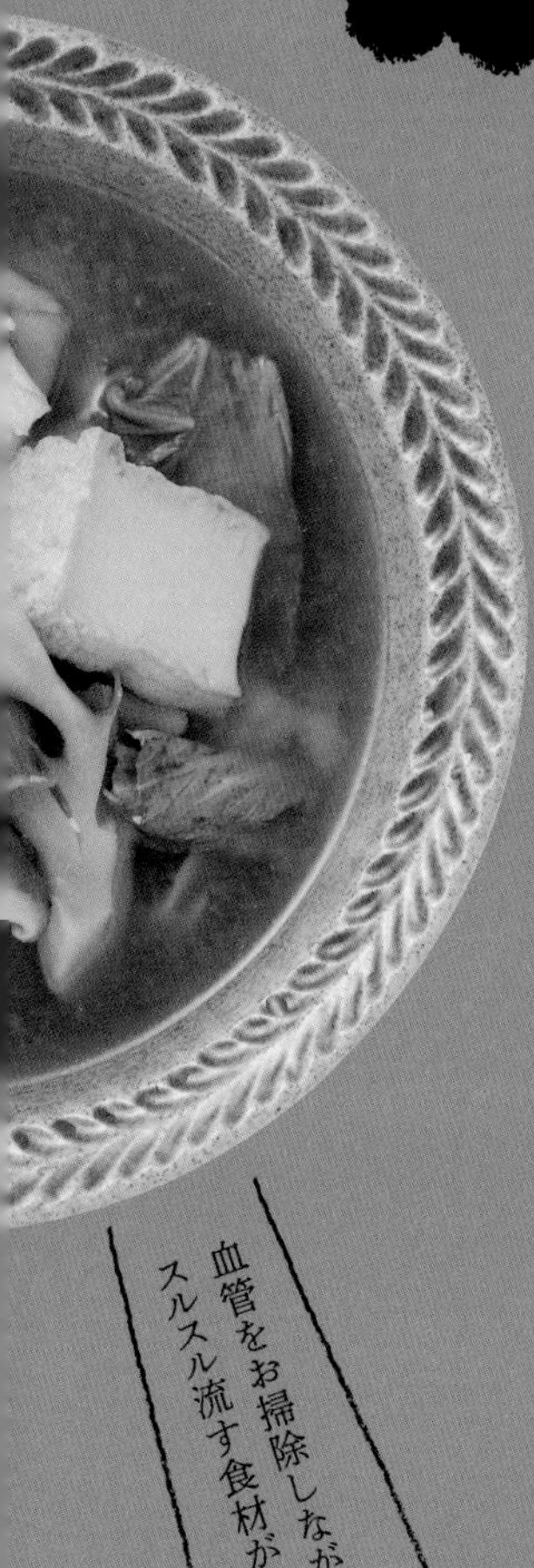

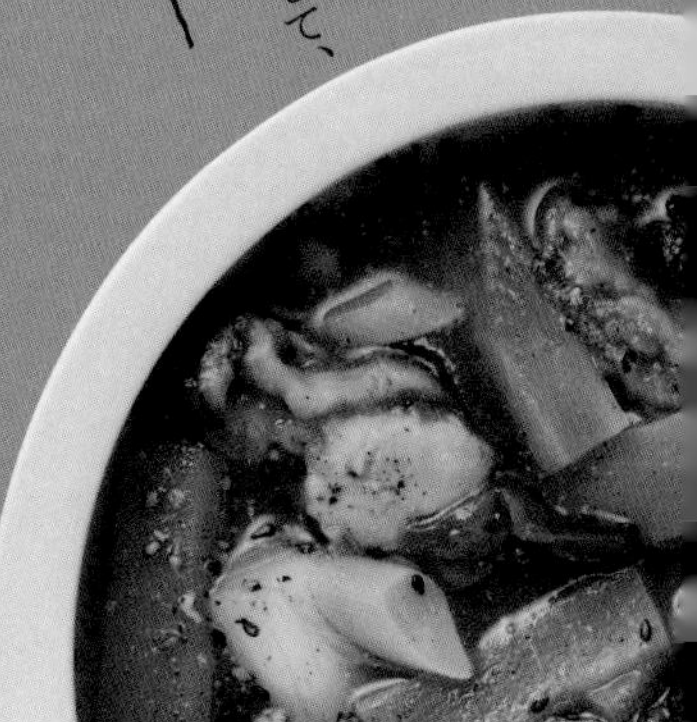

血管をお掃除しながら
スルスル流す食材が集合！

腎臓のもっとも重要な仕事の1つは解毒。腎臓を元気にしながら、毒出しパワーの強い野菜をたっぷり食べて、体内にある不要なものを根こそぎ取り除きましょう。巡りのよくなった体で、腎臓はますます元気に働きます。

豚ミンチと根菜たっぷりスープ

脂肪や便もごっそり、
腸の毒素を絡めて大掃除！

材料（2人分）

オリーブオイル…ひと回し
豚ひき肉（あれば）…80g
玉ねぎ…1/2 個　繊維に沿って 5㎜幅に切る
にんじん…1/2 本　縦半分に切って斜め薄切り
ごぼう…1/2 本　たわしで洗って斜め薄切り（またはピーラーでそぐ）
しょうが…1/2 片　細切り
生芋糸こんにゃく…100g　食べやすくきって水けをきる
ひらたけ…80g　ざく切り
水…400㎖
天日塩…小さじ 1/2
醤油…大さじ 1/2
ごま油…適量
白味噌…大さじ1

1 フライパンにオリーブオイルをなじませ、豚ひき肉を色が変わるまで炒める。

2 玉ねぎ、にんじん、ごぼう、しょうがを加えてさらに炒め、しんなりしたら、糸こんにゃくとひらたけも加えて炒める。水を注ぎ入れ、ふたをして 10 分ほど煮る。

3 塩と醤油で味をととのえ、仕上げにごま油をふり、白味噌を溶かし入れる。

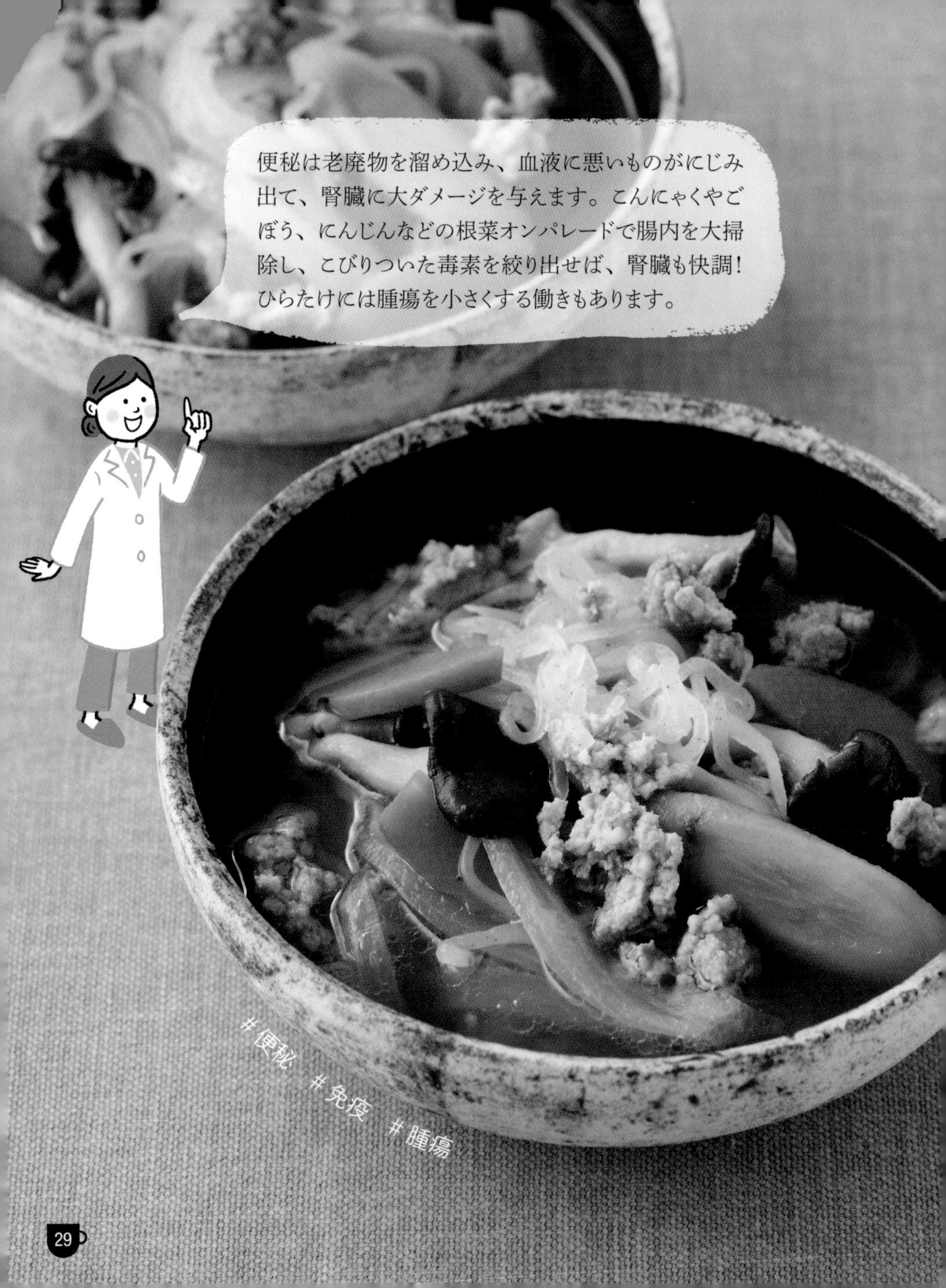

便秘は老廃物を溜め込み、血液に悪いものがにじみ出て、腎臓に大ダメージを与えます。こんにゃくやごぼう、にんじんなどの根菜オンパレードで腸内を大掃除し、こびりついた毒素を絞り出せば、腎臓も快調！ひらたけには腫瘍を小さくする働きもあります。

もやしと三つ葉のとろろ昆布スープ

女性に嬉しい！　子宮筋腫や膀胱炎に、解毒としこり取り

材料（2人分）

昆布だし（P.46）…400mℓ
しょうが…適量　細切り
にんにく…適量　粗みじん切り
もやし…1袋
天日塩…小さじ1/2
醤油…大さじ1弱
三つ葉…適量　ざく切り
ごま油…少々
とろろ昆布…適量
黒すりごま…適量

1 フライパンに昆布だし、しょうが、にんにくを入れて火にかけ、沸騰したらもやし、塩、醤油を加えてさっと煮る。

2 火を止めて三つ葉を加え、ごま油をたらす。

3 器に盛り、とろろ昆布と黒すりごまをトッピングする。

#コレステロール　#腫瘍　#イライラ　#ストレス

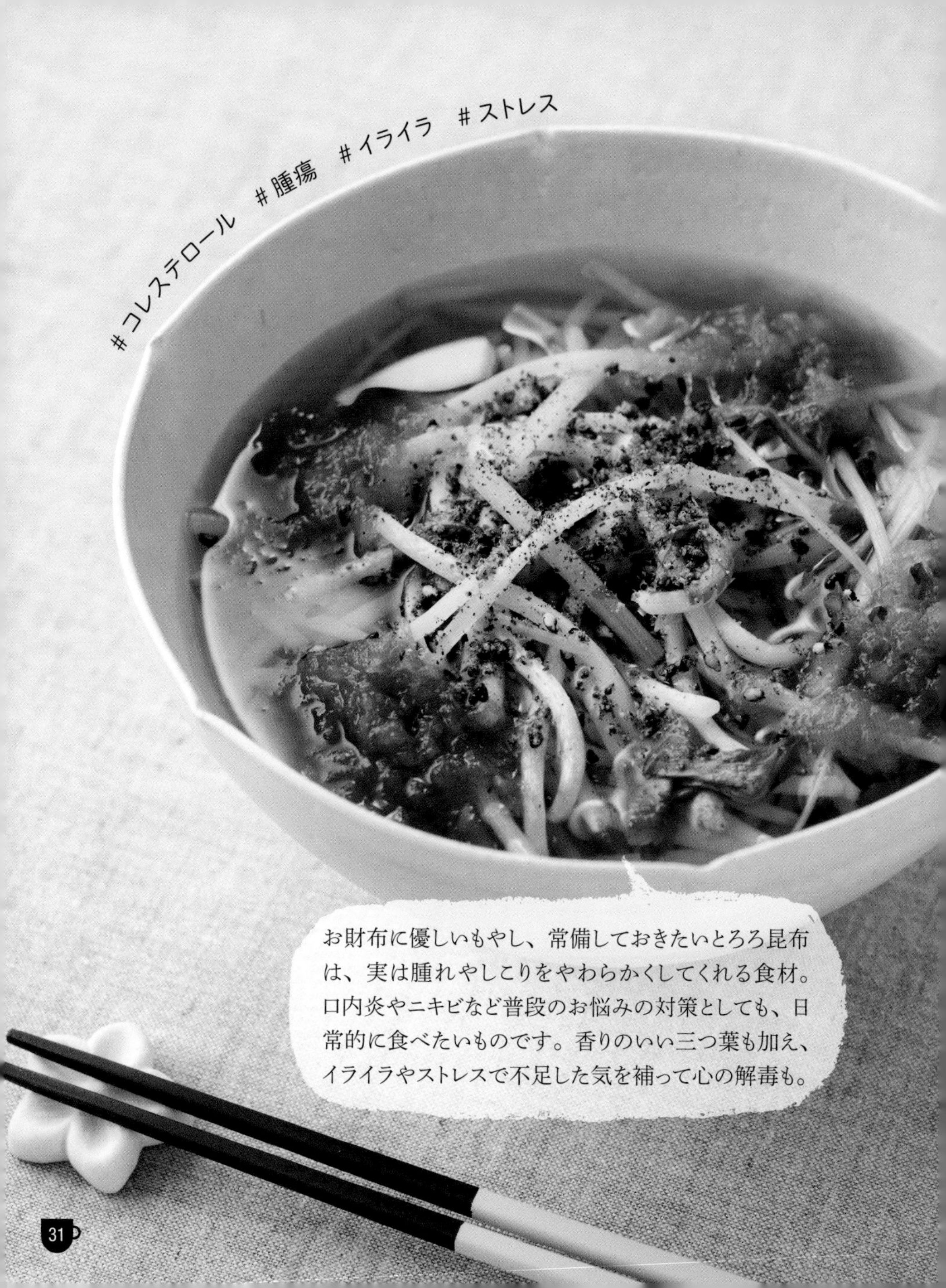

お財布に優しいもやし、常備しておきたいとろろ昆布は、実は腫れやしこりをやわらかくしてくれる食材。口内炎やニキビなど普段のお悩みの対策としても、日常的に食べたいものです。香りのいい三つ葉も加え、イライラやストレスで不足した気を補って心の解毒も。

ニラと鶏むねミンチの中華風スープ

しつこい肩こりや冷えに！
肝臓も元気になって解毒

材料
（2人分）

味噌…大さじ1
みりん、酒…各小さじ1
オリーブオイル…ひと回し
しょうが…1/2片 みじん切り
鶏むねひき肉…100g
天日塩…少々
水…400mℓ
ハナビラタケ（なければほかのキノコ）…80g ほぐす
ニラ…1/2束 4㎝幅に切る
醤油…小さじ1

1 味噌、みりん、酒を混ぜておく。

2 フライパンにオリーブオイルを熱し、しょうがと鶏ひき肉を炒める。塩をふり、1を絡めて炒める。

3 水を注ぎ、ハナビラタケ、ニラを加える。醤油で味をととのえ、ひと煮立ちさせる。

ニラはもっとも体を温める野菜の1つ。そして鶏むね肉はもも肉にはない成分「イミダペプチド」が血を増やし、疲労回復にいいとされています。両方食べることで血液の巡りがよくなり、肝臓が元気を取り戻して、解毒機能が高まる！　食べたら体がポカポカしますよ。

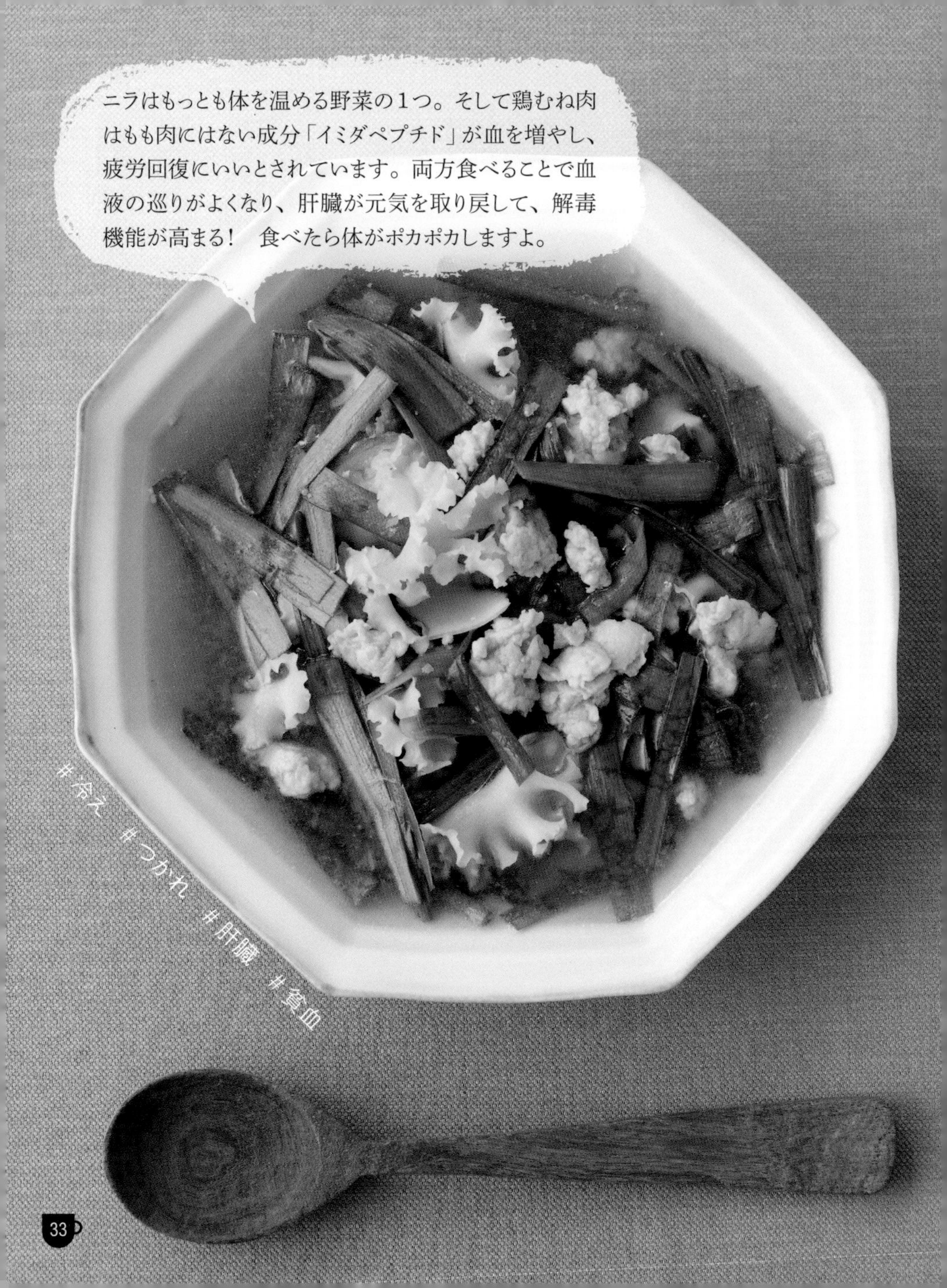

牡蠣の具だくさんスープ

腎臓のつかれを一気に回復、
不老長寿食材で若返り

材料（2人分）

オリーブオイル…ひと回し
牡蠣…4～6粒　洗って片栗粉をまぶす
黒きくらげ（生、または乾燥を戻す）…50g　ひと口大に切る
にんじん…1/4 本　短冊切り
長ねぎ…1/2 本　斜め切り
水…400㎖
天日塩…小さじ 1/2
酒、みりん…各大さじ 1/2
醤油…小さじ 1
黒すりごま…大さじ 1
水溶き片栗粉…片栗粉と水を
　小さじ 1 ずつ混ぜる

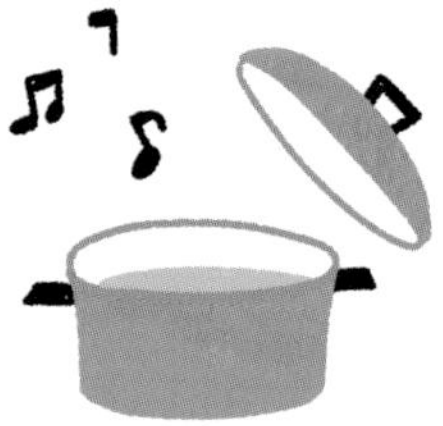

1 フライパンにオリーブオイルをなじませ、牡蠣、きくらげ、にんじん、ねぎを入れて炒める。

2 水を注ぎ、塩、酒、みりん、醤油を加え、ふたをして 5 分ほど煮る。

3 黒すりごまを加え、水溶き片栗粉を加えてとろみをつける。

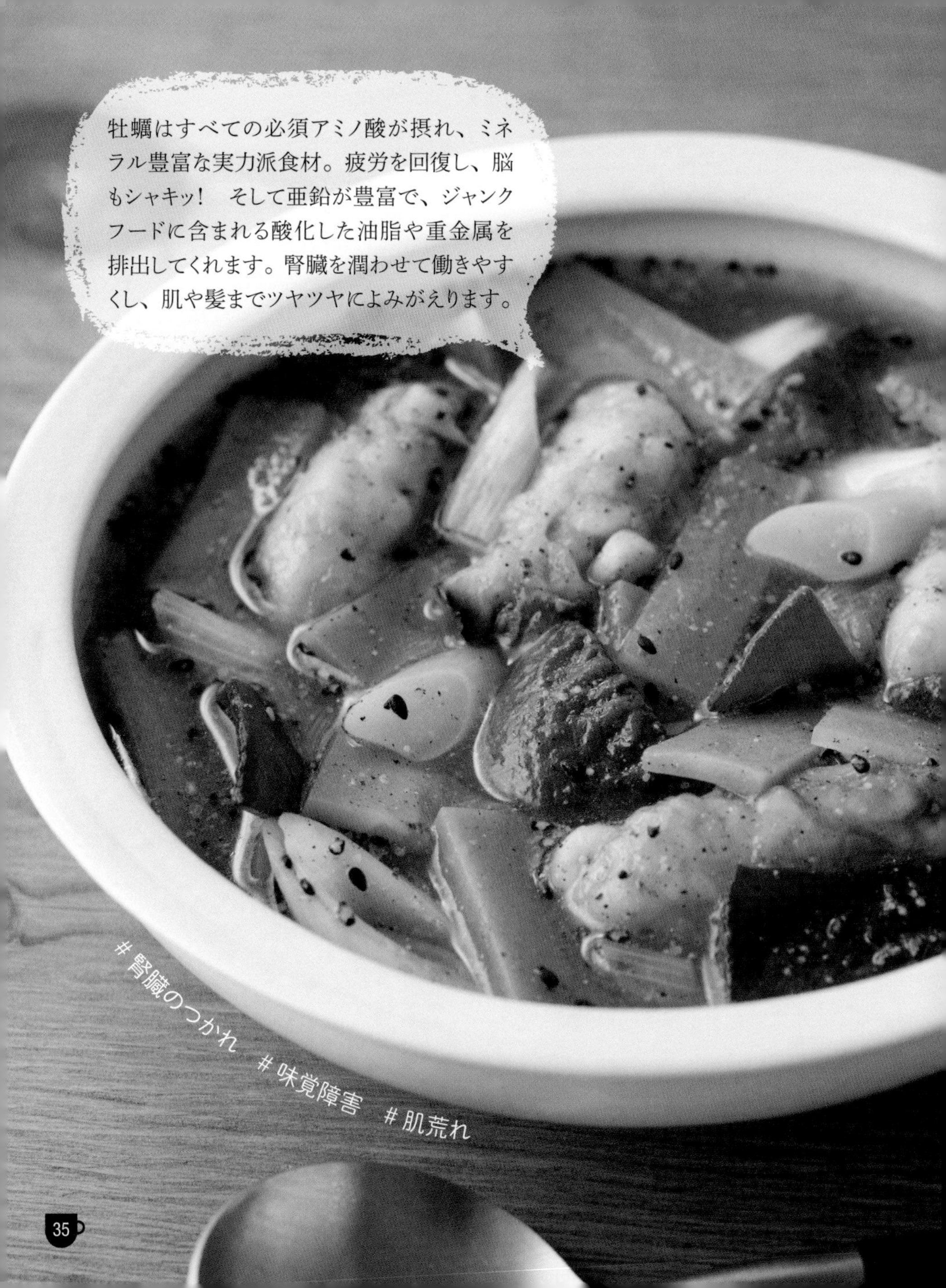

牡蠣はすべての必須アミノ酸が摂れ、ミネラル豊富な実力派食材。疲労を回復し、脳もシャキッ！　そして亜鉛が豊富で、ジャンクフードに含まれる酸化した油脂や重金属を排出してくれます。腎臓を潤わせて働きやすくし、肌や髪までツヤツヤによみがえります。

＃腎臓のつかれ　＃味覚障害　＃肌荒れ

厚揚げとキノコの味噌味スープ

血管に付着した脂を
きれいに洗い流す！

材料
（2人分）

昆布だし（P.46）…300mℓ
厚揚げ（小）…2個 ひと口大に切る
しいたけ…2～3個 軸ごと半分に切る
まいたけ…1/2 パック ほぐす
チンゲン菜…1株 幅 4㎝に切る
しょうが…少々 細切り
天日塩…小さじ 1/2
味噌…大さじ 1/2

1 フライパンに昆布だし、厚揚げ、しいたけ、まいたけ、チンゲン菜、しょうがを入れ、塩をふる。

2 ふたをして 5 分ほど煮る。

3 味噌を溶き入れる。

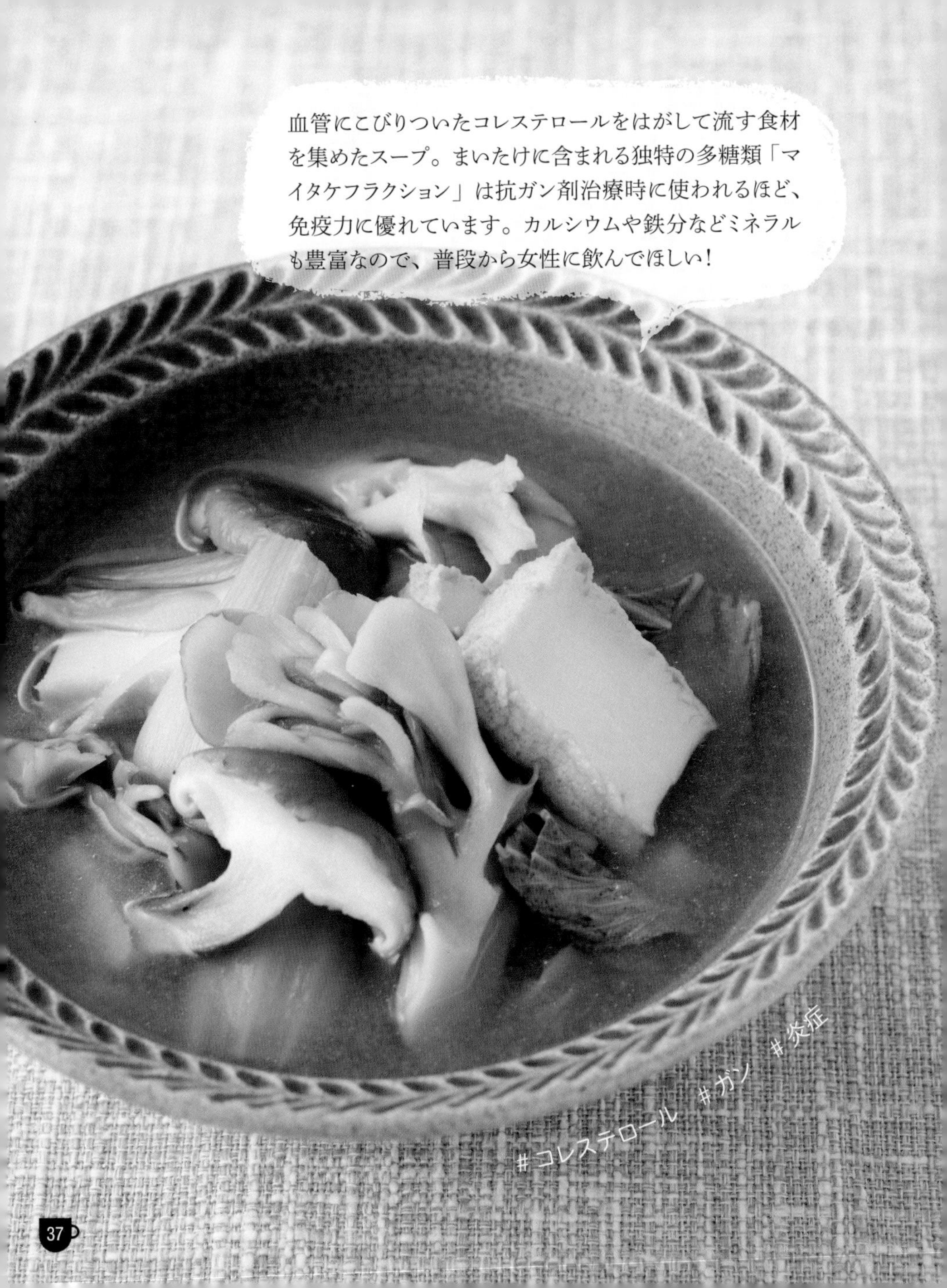

血管にこびりついたコレステロールをはがして流す食材を集めたスープ。まいたけに含まれる独特の多糖類「マイタケフラクション」は抗ガン剤治療時に使われるほど、免疫力に優れています。カルシウムや鉄分などミネラルも豊富なので、普段から女性に飲んでほしい！

#コレステロール　#ガン　#炎症

大葉とにんにくのスープ

邪気を発散して、イライラを消し去る

材料
（2人分）

大葉…20枚
オリーブオイル…ひと回し
にんにく…1 片 みじん切り
長ねぎ…1/3 本 粗みじん切り
昆布だし（P.46、または水）…400㎖
天日塩…小さじ 1/2
こしょう…適量

1 すり鉢に大葉をちぎり入れ、ペースト状になるまですりつぶす。みじん切りでも OK。

2 フライパンにオリーブオイルとにんにくを入れて火にかけ、ねぎを炒める。しんなりしたら昆布だしを注ぎ、ふたをして 3 分ほど煮る。

3 火を止め、1、塩、こしょうをふり入れて混ぜる。

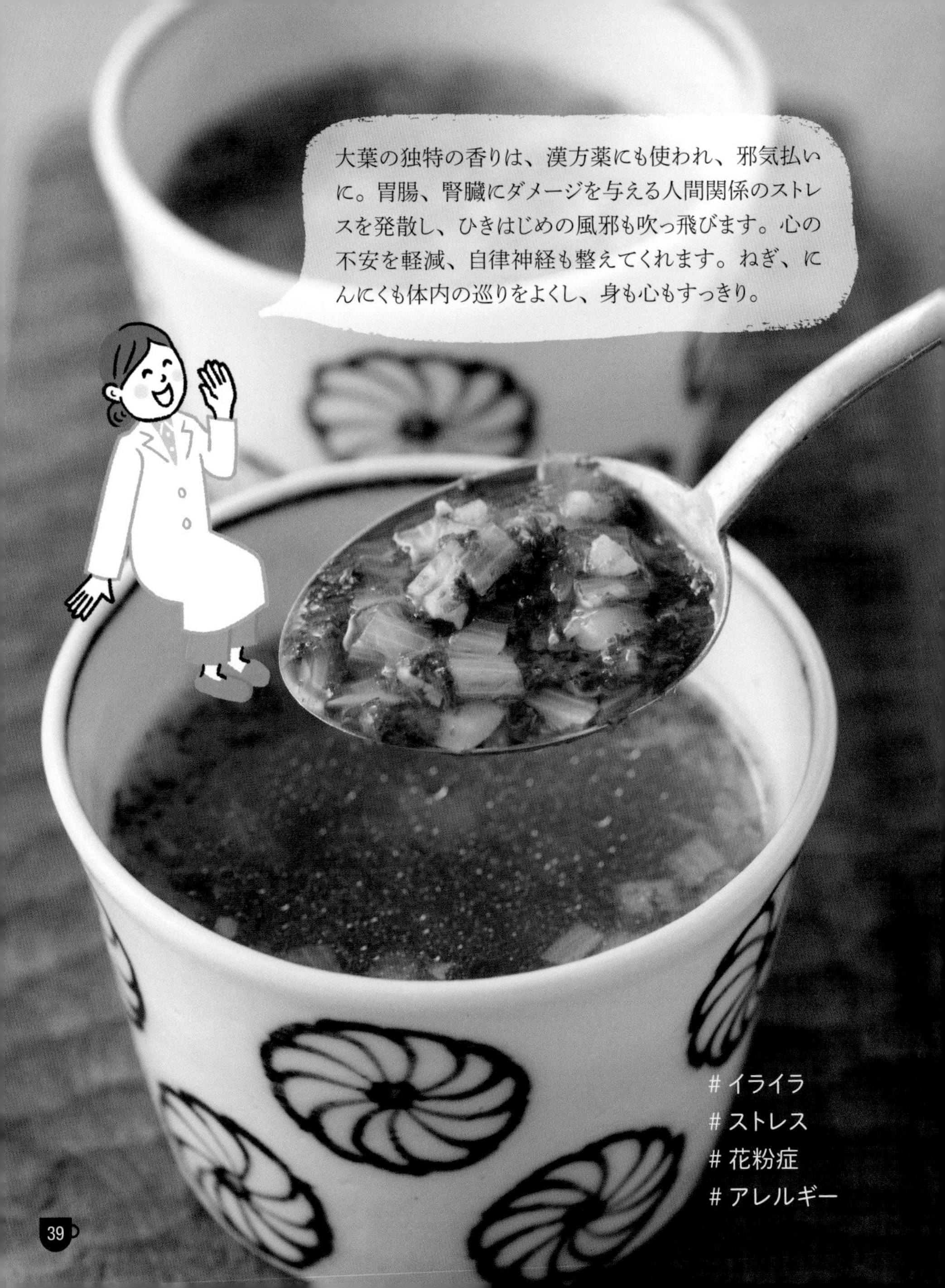

大葉の独特の香りは、漢方薬にも使われ、邪気払いに。胃腸、腎臓にダメージを与える人間関係のストレスを発散し、ひきはじめの風邪も吹っ飛びます。心の不安を軽減、自律神経も整えてくれます。ねぎ、にんにくも体内の巡りをよくし、身も心もすっきり。

イライラ
ストレス
花粉症
アレルギー

ふきの煮つけ風スープ

春に食べてデトックス、
冬に溜め込んだ老廃物を出す！

材料（2人分）

昆布だし（P.46）…200mℓ
みりん、酒（あれば）…各大さじ1
醤油…大さじ1/2
天日塩…小さじ1/2
フキの水煮（レトルト）…1パック　長さを半分に切る
かつおぶし…適量

1 フライパンに昆布だしを入れて火にかけ、みりん、酒、醤油、塩で味をととのえる。

2 フキを入れ、沸騰したらかつおぶしを加える。

3 3～5分煮る。

春は気が高ぶり、安定しない季節。苦みのある旬の野菜たちで、老廃物を排出し、心を安定させましょう。フキもその１つで、今回は煮つけ風に。ただし、毒出し力が強い分、食べすぎには要注意です。かつおぶしは体内をパワフルに巡らせ、活動的にしてくれます。

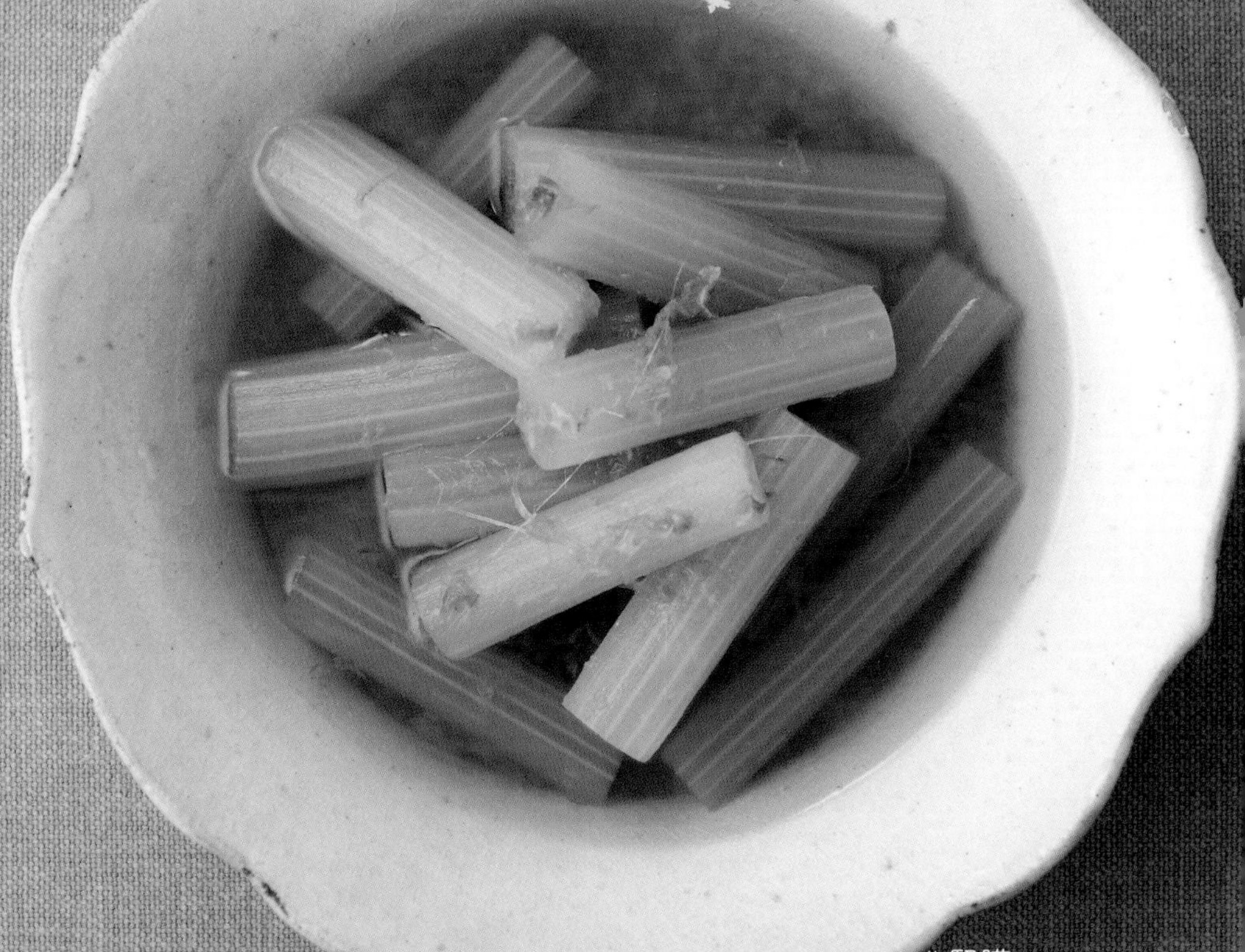

腎臓
肝臓
春のデトックス
老廃物

とうもろこしのピリ辛スープ

暑くてドロドロになった気血と
腎臓のむくみをすっきり排出

材料（2人分）

とうもろこし（生）…1 本
水…400〜600㎖
しょうが…1/2 片 細切り
ししとう…5〜6本 厚めの小口切り
天日塩…小さじ 1/2

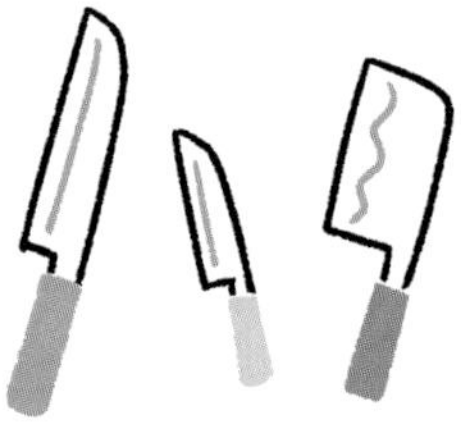

1 とうもろこしは実をそぎとる。

2 フライパンに、水、しょうが、とうもろこしの実、芯、ヒゲを入れて火にかける。

3 ふつふつしたらししとうと塩を加え、ふたをして 10 分ほど煮る。芯は除いて器に盛る。

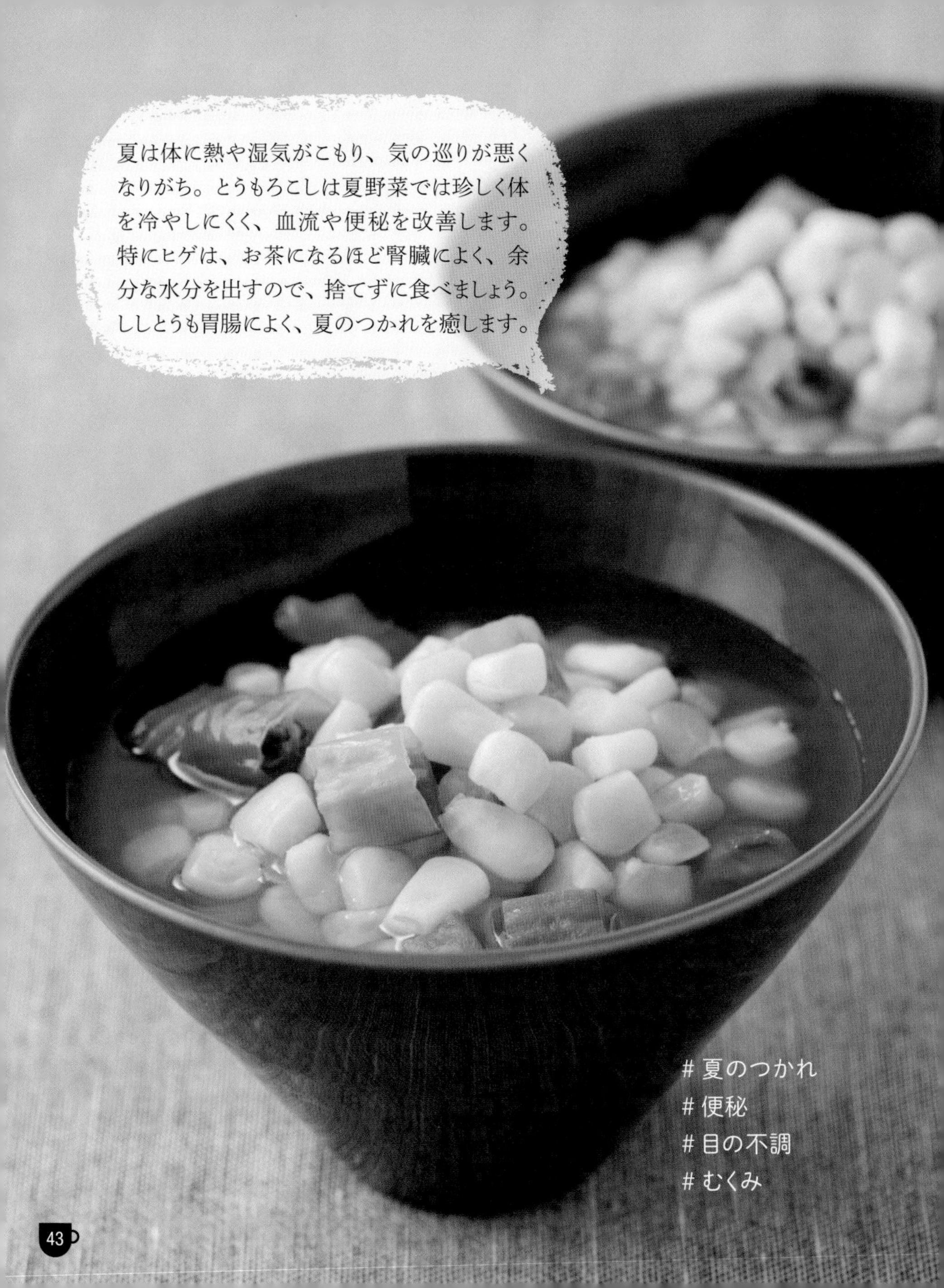

夏は体に熱や湿気がこもり、気の巡りが悪くなりがち。とうもろこしは夏野菜では珍しく体を冷やしにくく、血流や便秘を改善します。特にヒゲは、お茶になるほど腎臓によく、余分な水分を出すので、捨てずに食べましょう。ししとうも胃腸によく、夏のつかれを癒します。

#夏のつかれ
#便秘
#目の不調
#むくみ

秋野菜の白味噌仕立てスープ

翌日出ました！ 報告が多数、
毒素吸着でおなかの大掃除

材料
（2人分）

にんにく…1片 細切り
オリーブオイル…ひと回し
白なす（または普通のなす）…1本 厚さ1.5㎜のいちょう切り
にんじん…1/2本 厚めの短冊切り
まいたけ…1/2パック ほぐす
さつまいも…100g ひと口大に切る
水…400㎖
天日塩…小さじ1/2
蒸し黒豆…1袋（65g）
白味噌…大さじ1/2

1 フライパンににんにくとオリーブオイルを入れて火にかけ、香りが出たら、なす、にんじん、まいたけを順に加えて炒める。

2 全体がしんなりしたら、さつまいもを加えて水を注ぎ入れ、塩を加える。ふたをして10分ほど煮込む。

3 黒豆を入れ、白味噌を溶き入れる。

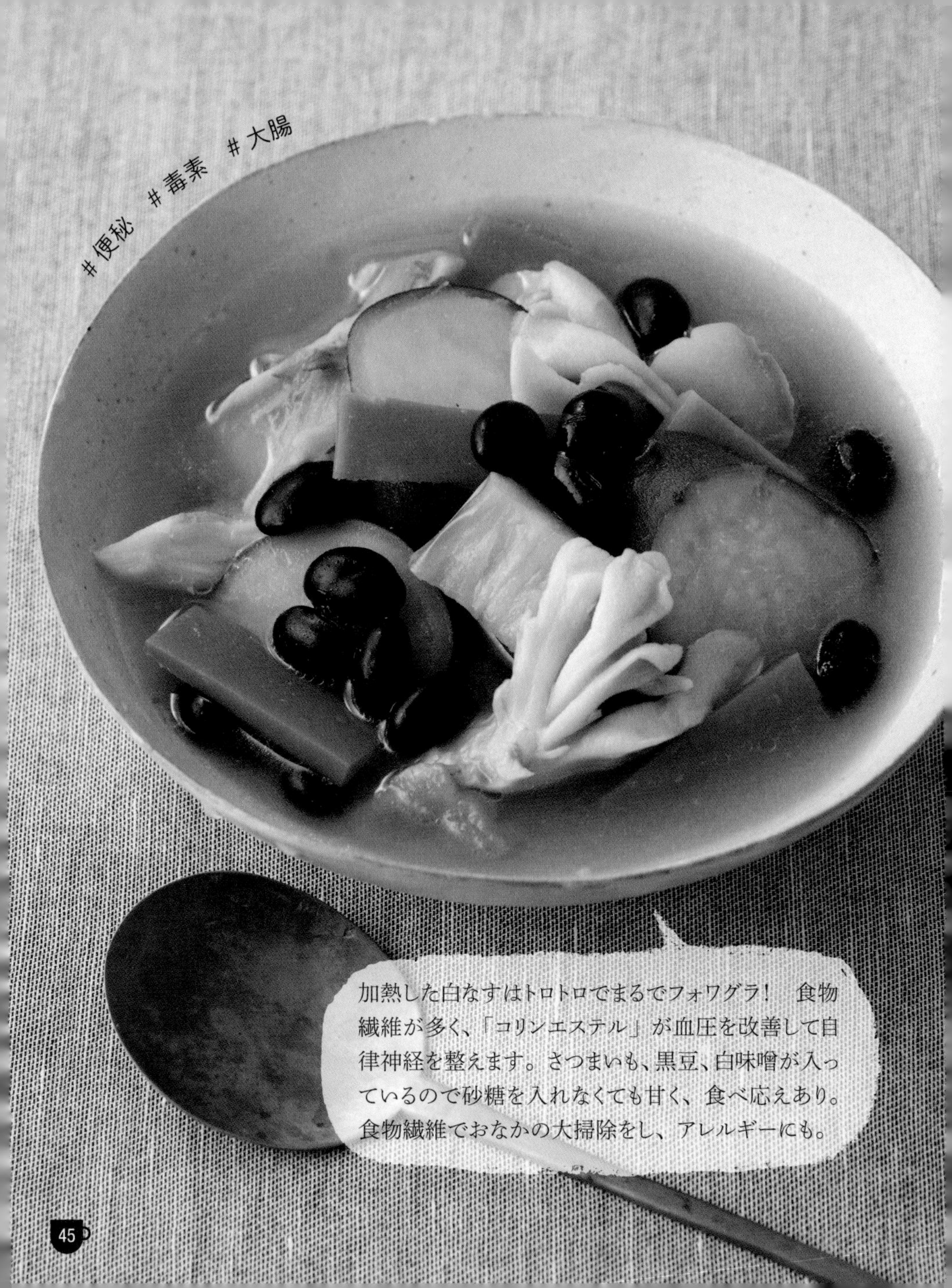

＃便秘　＃毒素　＃大腸

加熱した白なすはトロトロでまるでフォワグラ！　食物繊維が多く、「コリンエステル」が血圧を改善して自律神経を整えます。さつまいも、黒豆、白味噌が入っているので砂糖を入れなくても甘く、食べ応えあり。食物繊維でおなかの大掃除をし、アレルギーにも。

COLUMN

昆布だしを使おう！

日本人にとって代表的なだしの1つ、昆布。腎臓が弱い人にも優しく、体を労わるときには昆布です。昆布だしは毎日のように使うなら、麦茶ポットなどに水を入れて昆布を放り込んでおけばOK。冷蔵庫に入れて3時間からひと晩もおいておけばおいしい水出しが完成し、そのまま2〜3日は使えます。もちろん水出しがなくても、煮始めるときに昆布を一片入れておけば昆布だしになります。

やわらかくなった昆布は食物繊維が豊富なので刻んでスープに入れたり、佃煮にしてもいいですね。市販の昆布だしのもと（できるだけ添加物を含まないもの）や昆布茶を使っても大丈夫です。

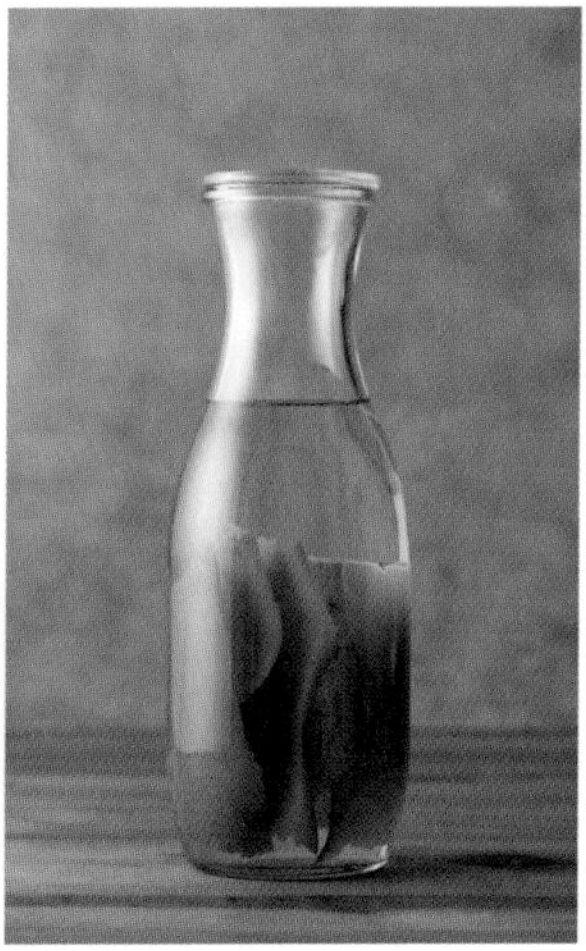

材料

水…1ℓ
だし用昆布…5㎝角×2枚

1 麦茶ポットなどに水を入れ、さっと拭いた昆布を入れる。

2 冷蔵庫に3時間からひと晩おく。

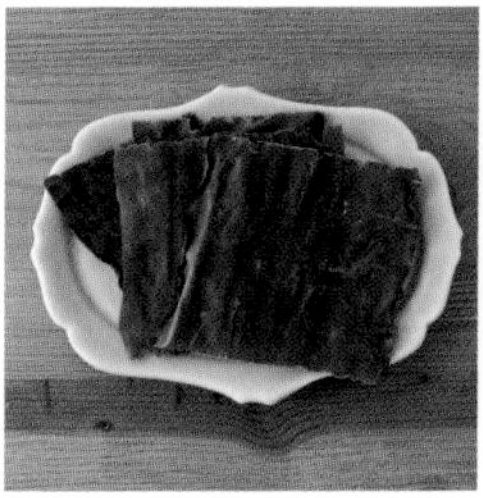

PART 2

不調に効くスープ

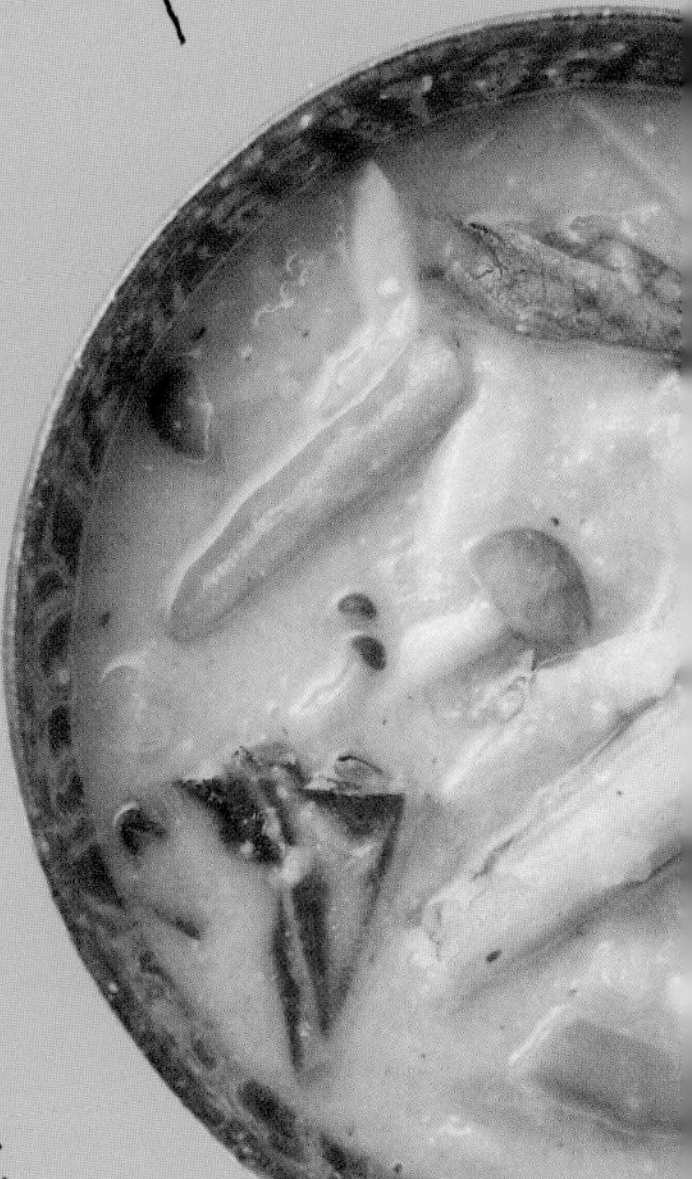

血糖値をコントロールし、体を内側から潤す

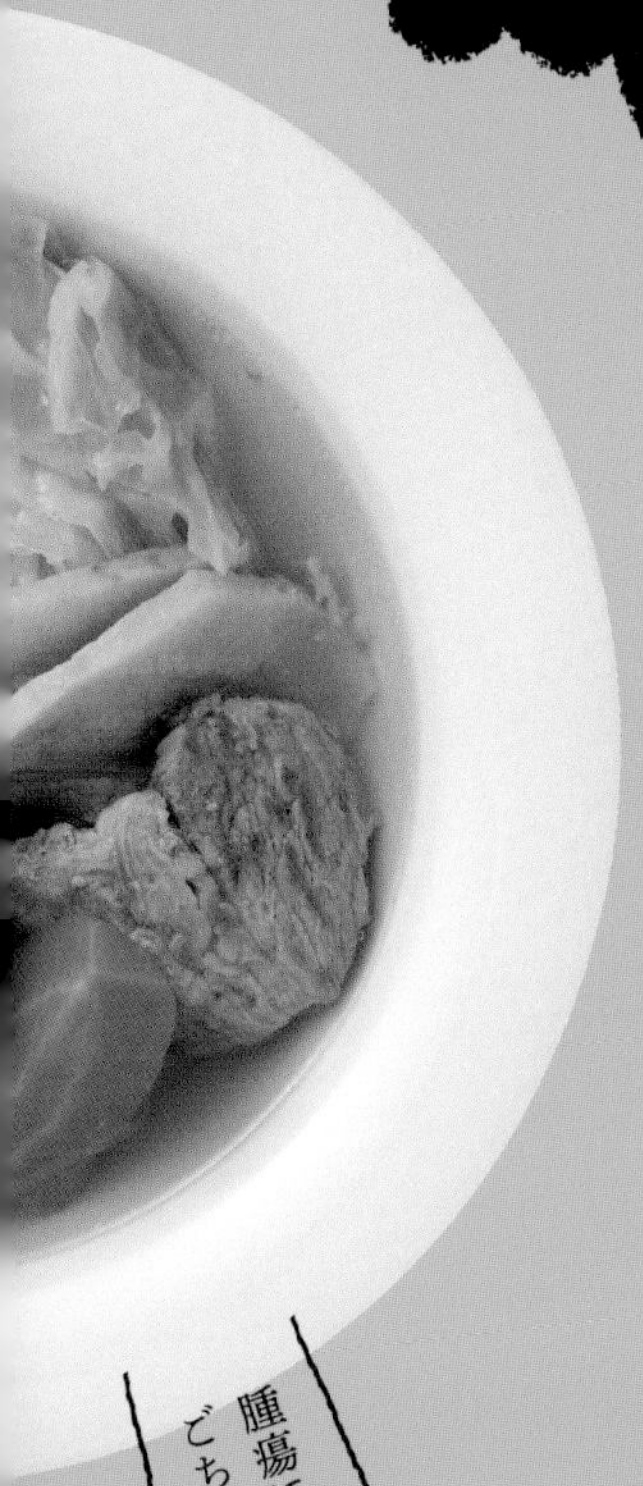

腫瘍にいい野菜大集合のごちそうスープ

直接腎臓の病気ではなくても、さまざまな不調の原因は腎臓が弱っていることにあるかもしれません。腎臓スープに、それぞれの働きの成分を持つ食材を組み合わせたレシピです。ただし、毎日同じものを食べるのはくれぐれもNGですよ！

トマトと卵の黒酢風味スープ

腎臓・肝臓のつかれをとり、つかれがキツいときに

材料
（2人分）

水…400mℓ
にんにく、しょうが…各 1/2 片　各粗みじん切り
えのきだけ…80g　3 等分に切る
トマト（小さめ）…1個　ざく切り
長ねぎ…1/2 本　小口切り
天日塩…小さじ 1/2
こしょう…少々
水溶き片栗粉…片栗粉と水を小さじ1ずつ混ぜる
卵…1 個
黒酢…大さじ2（好みで加減）

1. フライパンに、水、にんにく、しょうがを入れて火にかけ、えのきをさっと煮る。
2. トマト、ねぎを加えてさらにさっと煮る。塩、こしょうをして、水溶き片栗粉でとろみをつける。
3. 溶いた卵を数回に分けて入れ、黒酢を加える。

体も心もつかれ切ってしまったとき、腎臓・肝臓はヘトヘトです。そんなときは、肺の気を補って腎臓を元気にする白いキノコのえのき。そして、こもった熱を放出し、肝臓を労わるトマトを合わせます。そして、味つけは黒酢。汚れた血を清め、巡りをよくしてすっきり。

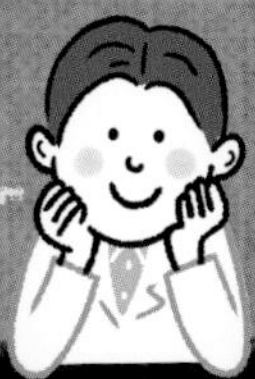

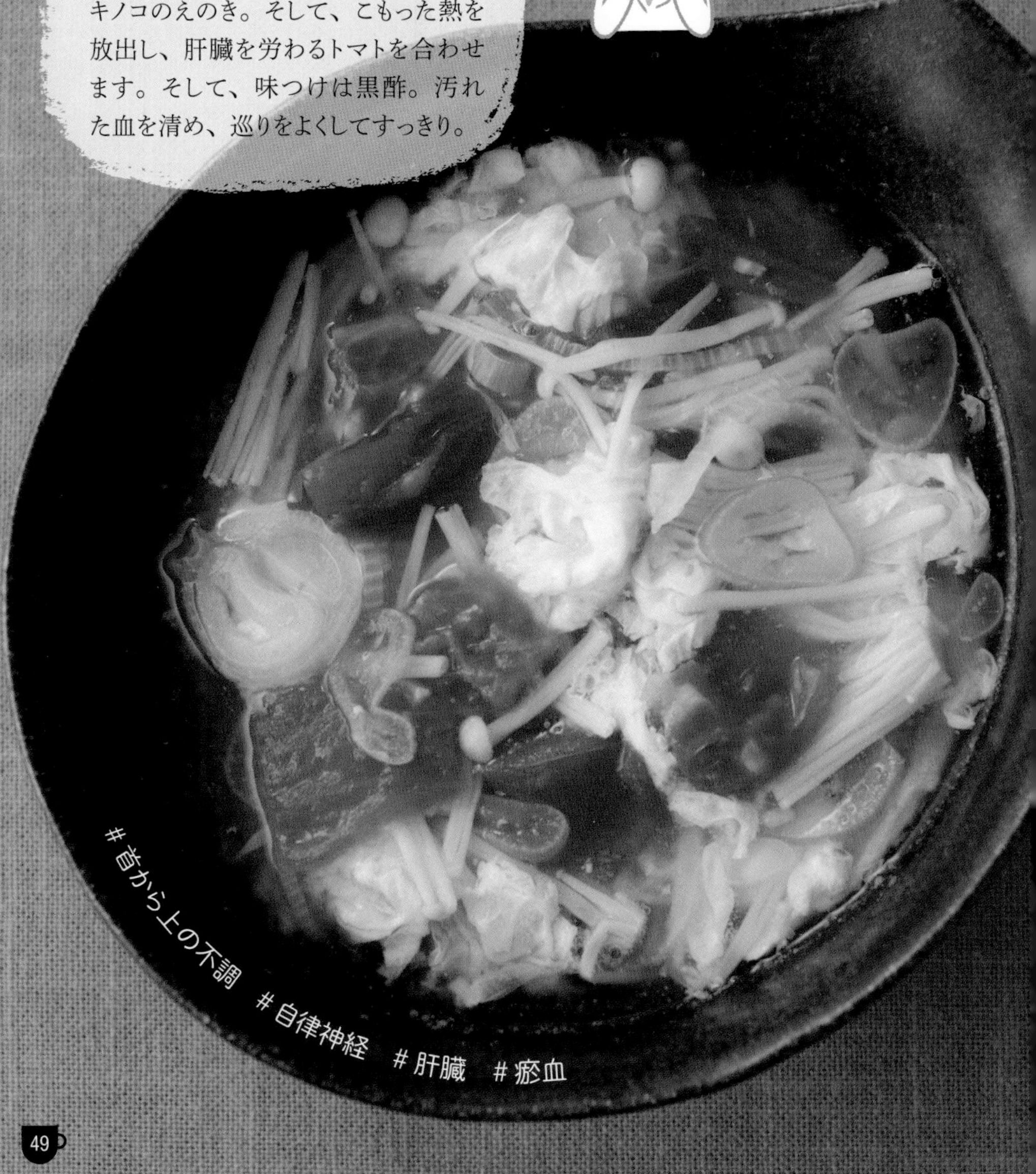

かぼちゃとしめじと小松菜のトロトロスープ

血糖値をコントロールし、体を内側から潤す

材料（2人分）

オリーブオイル…ひと回し
しめじ（あれば丹波しめじ）…80g　ほぐす
玉ねぎ…1/2 個　繊維にそって幅 5㎜に切る
インゲン…10本　両端を落とし、半分にする
天日塩…小さじ 1
こしょう…少々
水…400㎖
かぼちゃ…1/4 個　粗みじん切り
味噌…大さじ 1
大根おろし…3㎝分
小松菜…1/2 束　幅 5㎝に切る
無調整豆乳…100㎖

1 フライパンにオリーブオイルをなじませ、しめじと玉ねぎを炒める。しんなりしたらインゲンを加え、塩、こしょうをふってさらに炒める。

2 水を注ぎ、かぼちゃを入れ、ふたをして 10 分ほど煮る。

3 味噌、大根おろし、小松菜の茎を入れてさっと煮る。小松菜の葉を加えて、ふたをしてさらに 2 分ほど煮る。弱火にして豆乳を数回に分けて加え、とろみが出れば完成。

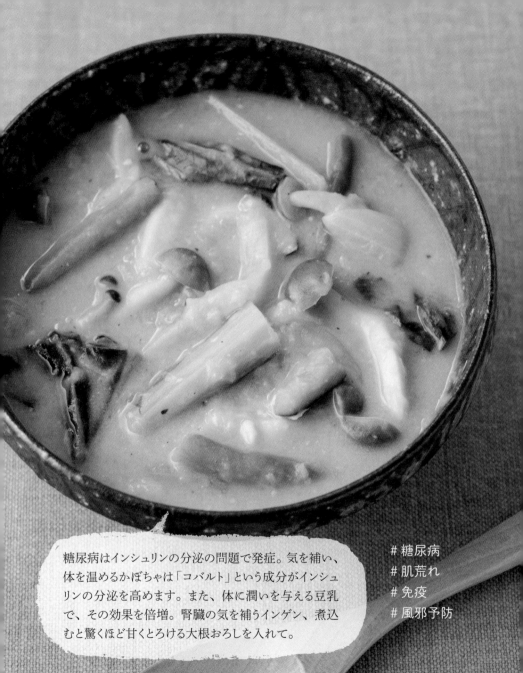

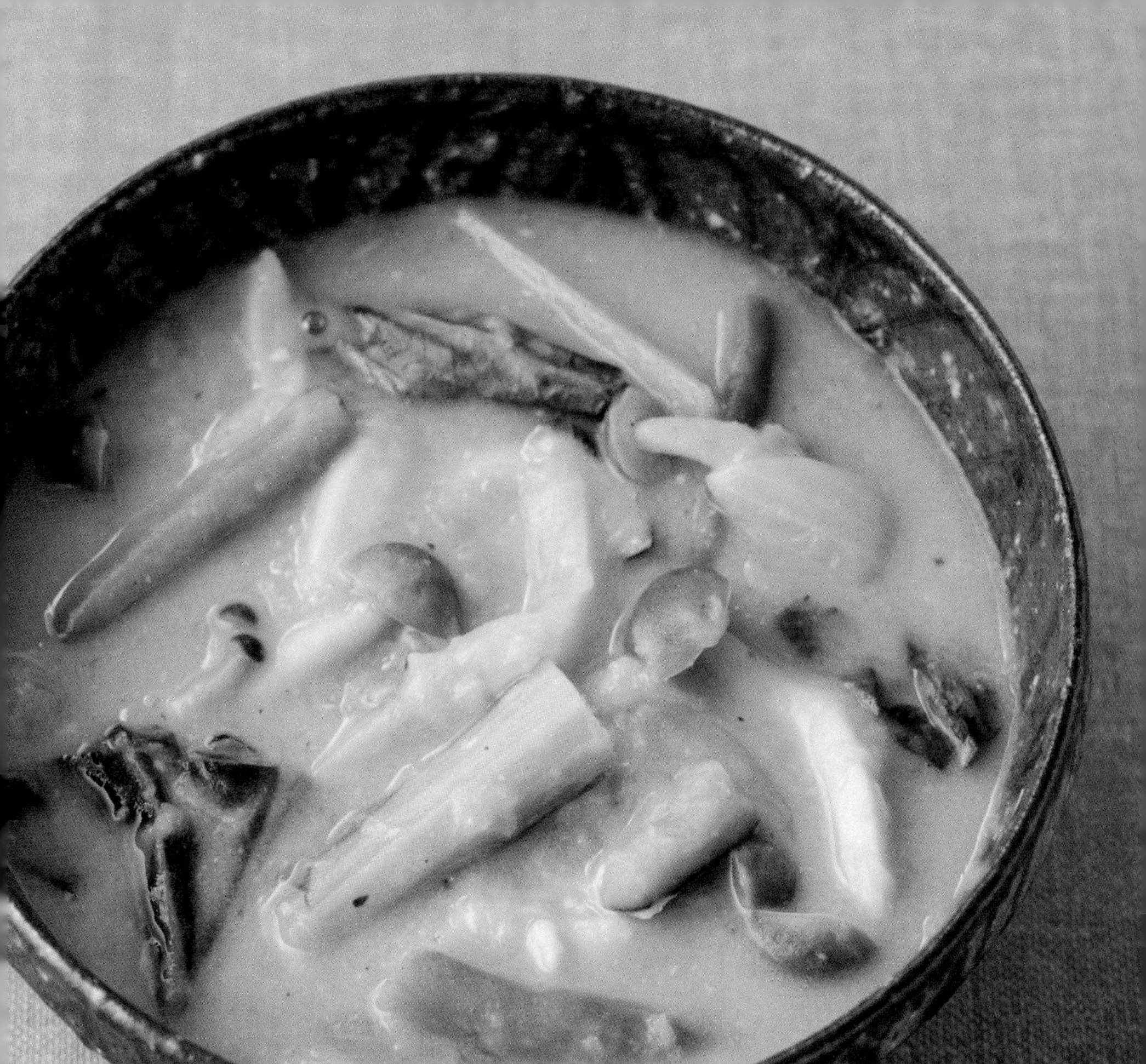

糖尿病はインシュリンの分泌の問題で発症。気を補い、体を温めるかぼちゃは「コバルト」という成分がインシュリンの分泌を高めます。また、体に潤いを与える豆乳で、その効果を倍増。腎臓の気を補うインゲン、煮込むと驚くほど甘くとろける大根おろしを入れて。

糖尿病
肌荒れ
免疫
風邪予防

手羽元と里いものとろみスープ

「連日食べたら本当に痛みが軽減した！」
腰痛・ひざ痛は食べて治す

材料
（2人分）

オリーブオイル…ひと回し
手羽元…4本
水…400㎖
しょうが…1/2 片　みじん切り
里いも（大きめ）…4個　皮をむかずに節を除いてひと口大に切る
玉ねぎ…1/2 個　繊維にそって 7㎜に切る
なめこ…80g
酒…大さじ 1
味噌…大さじ 1/2
天日塩…小さじ 1/2
オクラ…3本　ぶつ切り

1 フライパンにオリーブオイルをなじませ、手羽元を焼く。水を注いでしょうがを加え、軽く煮る。

2 里いもを入れ、煮立ったらアクを除き、玉ねぎを加える。ふたをして 7 分ほど煮る。なめこを加え、さらに 5 分ほど煮る。

3 酒、味噌、塩を入れて味をととのえ、オクラを加えて軽く煮る。

腰やひざの痛みを放置すると、寝たきりの原因に。手羽元から良質なたんぱく質とコラーゲンを摂り、関節を滑らかに。また、里いもに含まれる「コンドロイチン」は関節痛の軽減効果があるという研究で注目されています。関節痛やリウマチにもおすすめの組み合わせ。

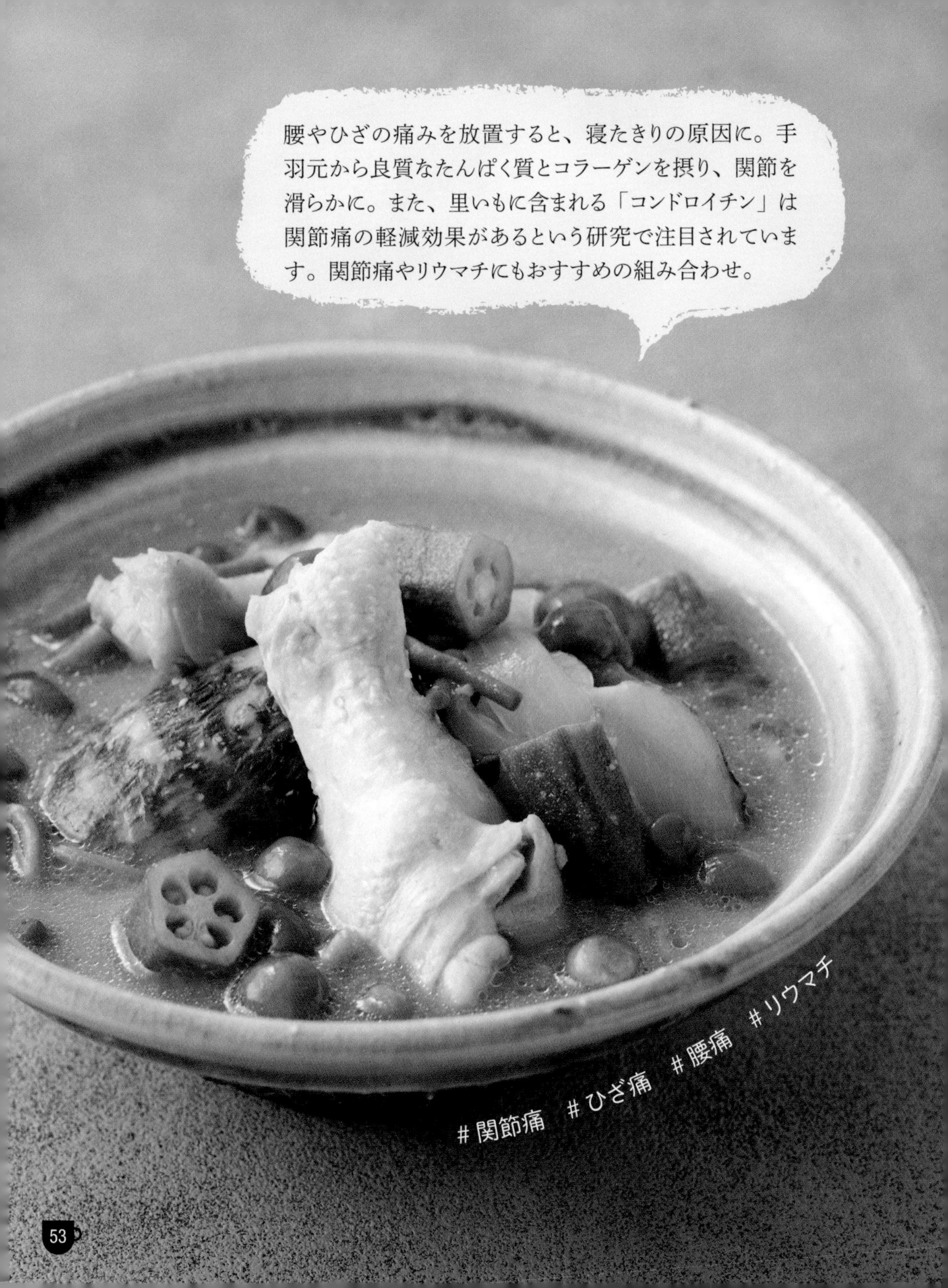

#関節痛 #ひざ痛 #腰痛 #リウマチ

根菜とまいたけの味噌仕立てスープ

アレルギー症状がつらいときに炎症を抑える
アトピー、花粉症、肌あれに

材料
（2人分）

しょうが…少々 細切り
にんじん…1/2 本 いちょう切り
大根…4cm いちょう切り
水…400mℓ
ごぼう…1/2 本 斜め薄切り
まいたけ…80g ほぐす
れんこん…200g 半量は半月切り、残りはすりおろす
天日塩…小さじ 1/2
白味噌、味噌…各大さじ 1

1 鍋にしょうが、にんじん、大根を入れ、水を注いで火にかけて軽く煮る。

2 ごぼう、まいたけ、れんこんの半月切り、塩を入れて軽く煮る。

3 すりおろしたれんこんを加え、ふたをして 10 分ほど煮る。仕上げに味噌類を溶き入れる。

アトピーなどのアレルギーは自己免疫の暴走が原因。れんこんは血の熱を除き、過剰な免疫反応を抑えます。まいたけもアレルギーの原因や皮膚の炎症を抑え、トラブルの原因となる肺や大腸、肝臓・腎臓の機能を高める根菜は、腸内環境を整え、痒みの原因を解毒し、肌を潤しますよ。

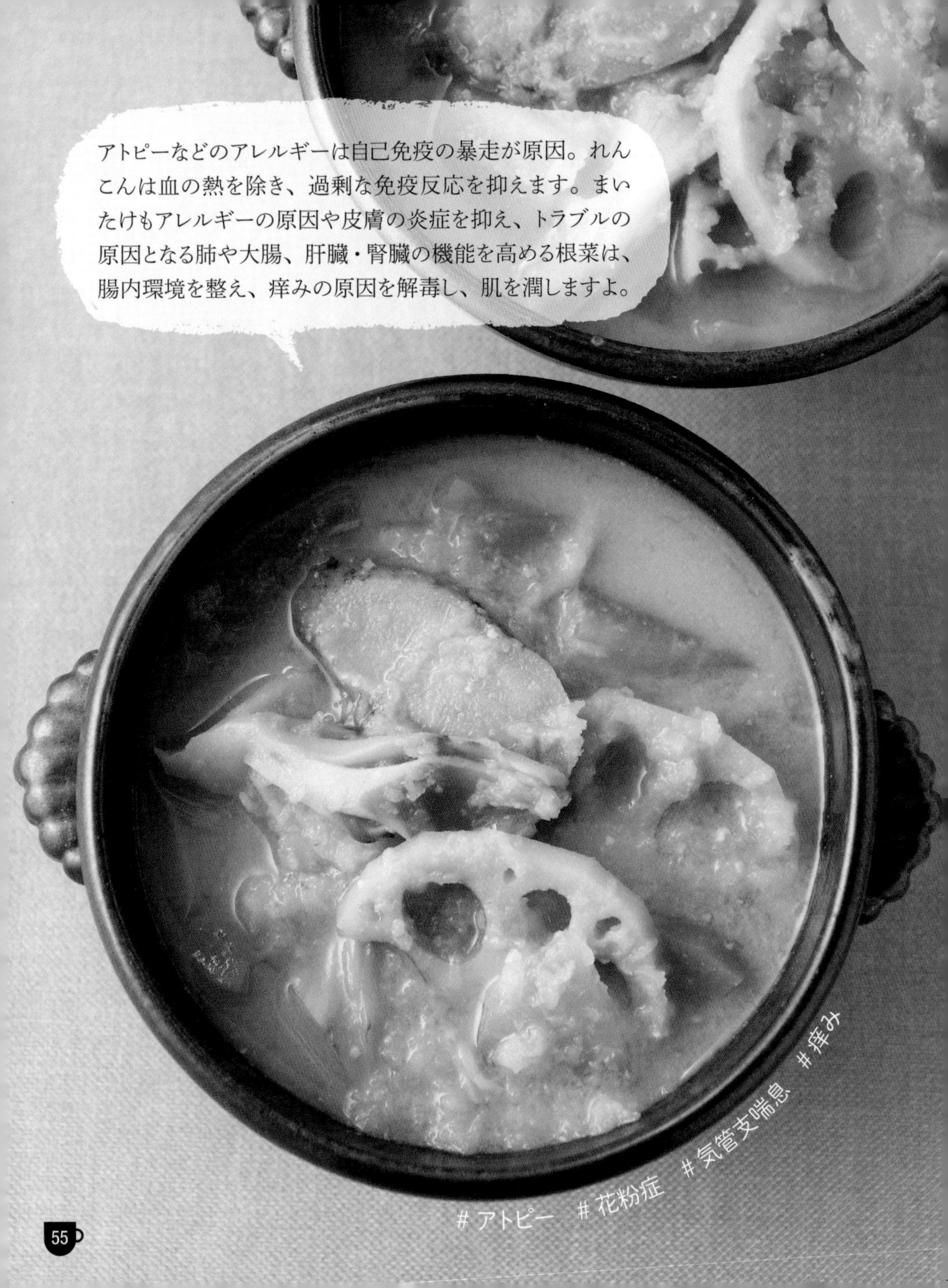

#アトピー　#花粉症　#気管支喘息　#痒み

きゅうりと長いものスープ

自然の力で熱を下げて、
感染症に打ち勝ちたい

材料
(2人分)

きゅうり…1本　ぶつ切り
長いも…100g　ぶつ切り
しょうが…少々　薄切り
水…200㎖
天日塩…小さじ1/2
こしょう…少々
オリーブオイル…ひと回し

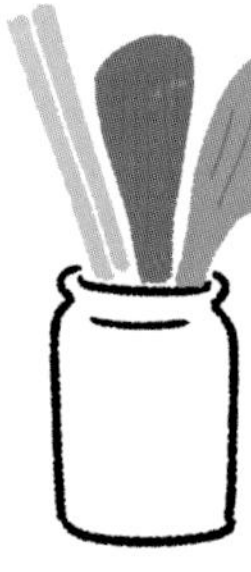

1 オリーブオイル以外の材料をすべてミキサーにかけて、なめらかにする。

2 器に盛り、オリーブオイルをたらす。

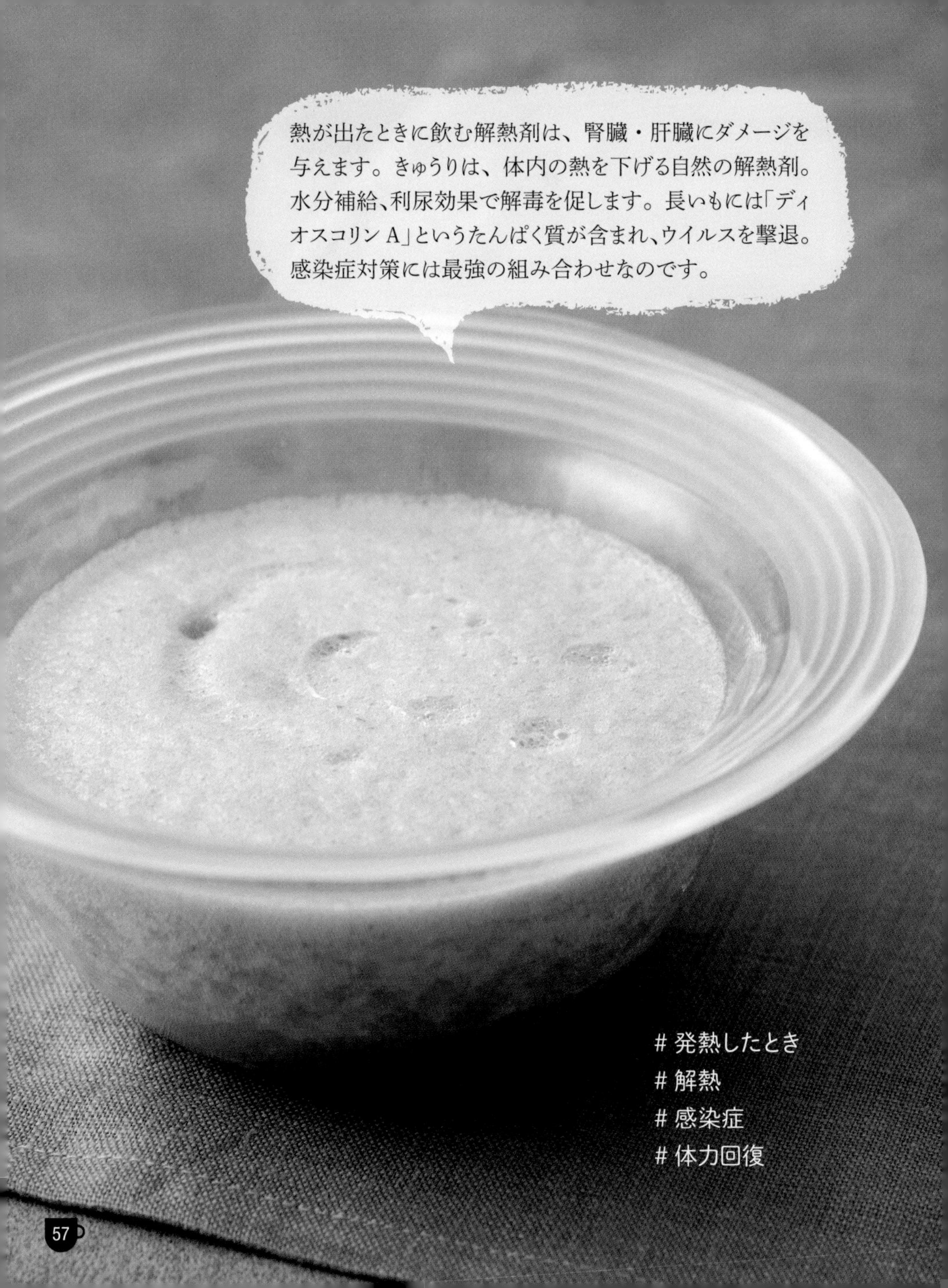

熱が出たときに飲む解熱剤は、腎臓・肝臓にダメージを与えます。きゅうりは、体内の熱を下げる自然の解熱剤。水分補給、利尿効果で解毒を促します。長いもには「ディオスコリンA」というたんぱく質が含まれ、ウイルスを撃退。感染症対策には最強の組み合わせなのです。

発熱したとき
解熱
感染症
体力回復

さっぱり生もずくスープ

子宮筋腫など体内の異物を排除し
ゴリゴリ塊を消し散らす！

材料
（2人分）

昆布だし（P.46）…400mℓ
しょうが…1/3 片 みじん切り
にんじん…1/4 本 せん切り
酒、醤油…各大さじ 1/2
天日塩…小さじ 1/2
生もずく…1パック（100g）
万能ねぎ…2〜3本 小口切り
大根おろし…100g
酢…適量

1 フライパンに昆布だし、しょうが、にんじん、酒、醤油、塩を入れて軽く煮る。

2 もずくとねぎを加えて軽く煮る。

3 大根おろしと酢を加える。

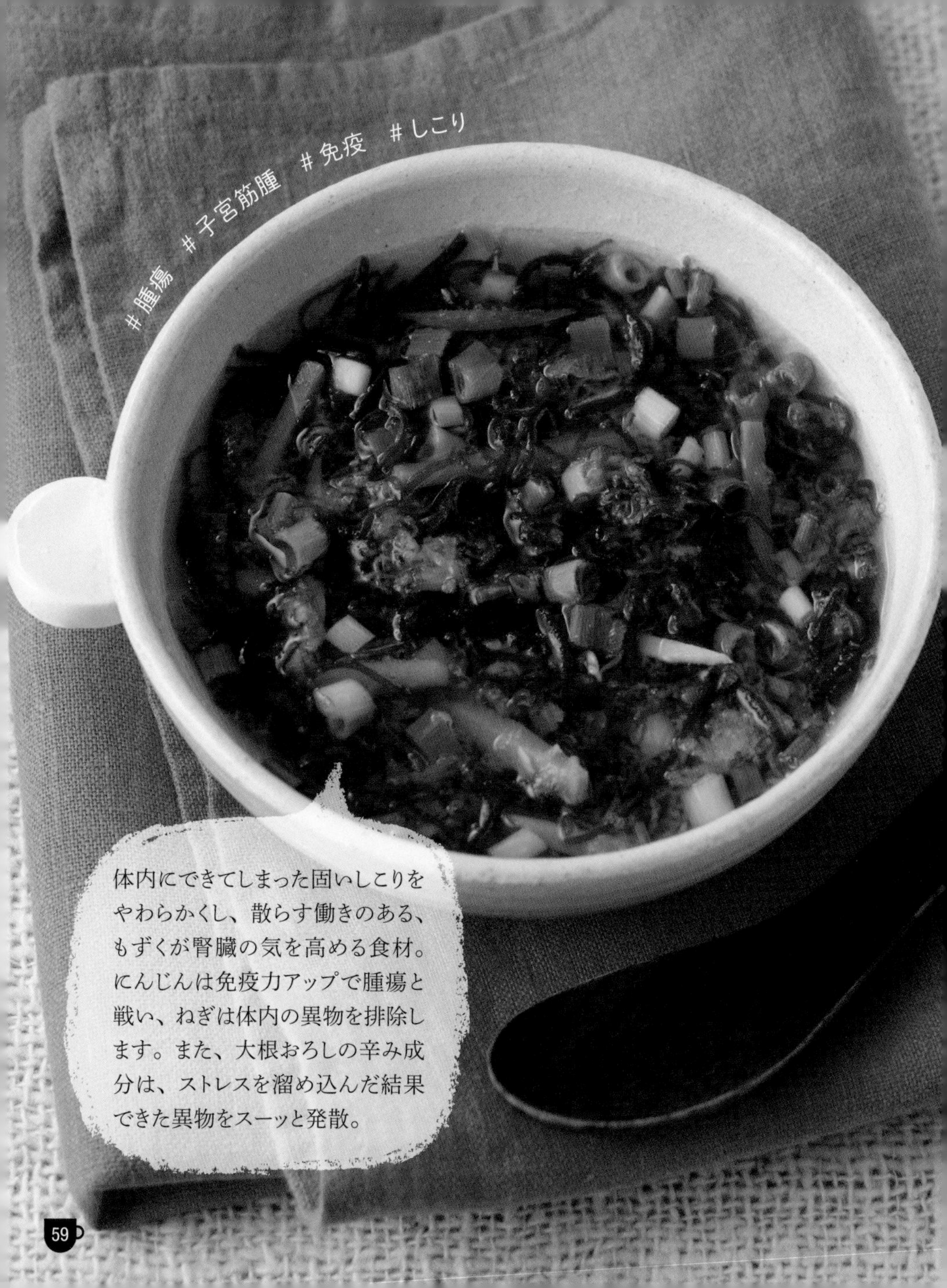

＃腫瘍　＃子宮筋腫　＃免疫　＃しこり

体内にできてしまった固いしこりをやわらかくし、散らす働きのある、もずくが腎臓の気を高める食材。にんじんは免疫力アップで腫瘍と戦い、ねぎは体内の異物を排除します。また、大根おろしの辛み成分は、ストレスを溜め込んだ結果できた異物をスーッと発散。

まいたけと里いものスープ

気と血を巡らせ、
子宮筋腫やガンを小さくする

材料
（2人分）

オリーブオイル…少々
ごま油…少々
まいたけ…80g　ほぐす
水…400mℓ
醤油…大さじ 1/2
酒…大さじ 1
里いも（大きめ）…3 個　皮をむかずに節を除いてひと口大に切る
にんにく…1 片　薄切り
しょうが…1 片　細切り
天日塩…小さじ 1/2
長ねぎ…1/2 本　小口切り
粗びき黒こしょう…少々

1 フライパンにオリーブオイルとごま油をなじませ、まいたけを炒める。

2 水、醤油、酒、里いも、にんにく、しょうが、塩、ねぎを加え、ふたをして 10 分ほど煮る。

3 器に盛り、こしょうをふる。

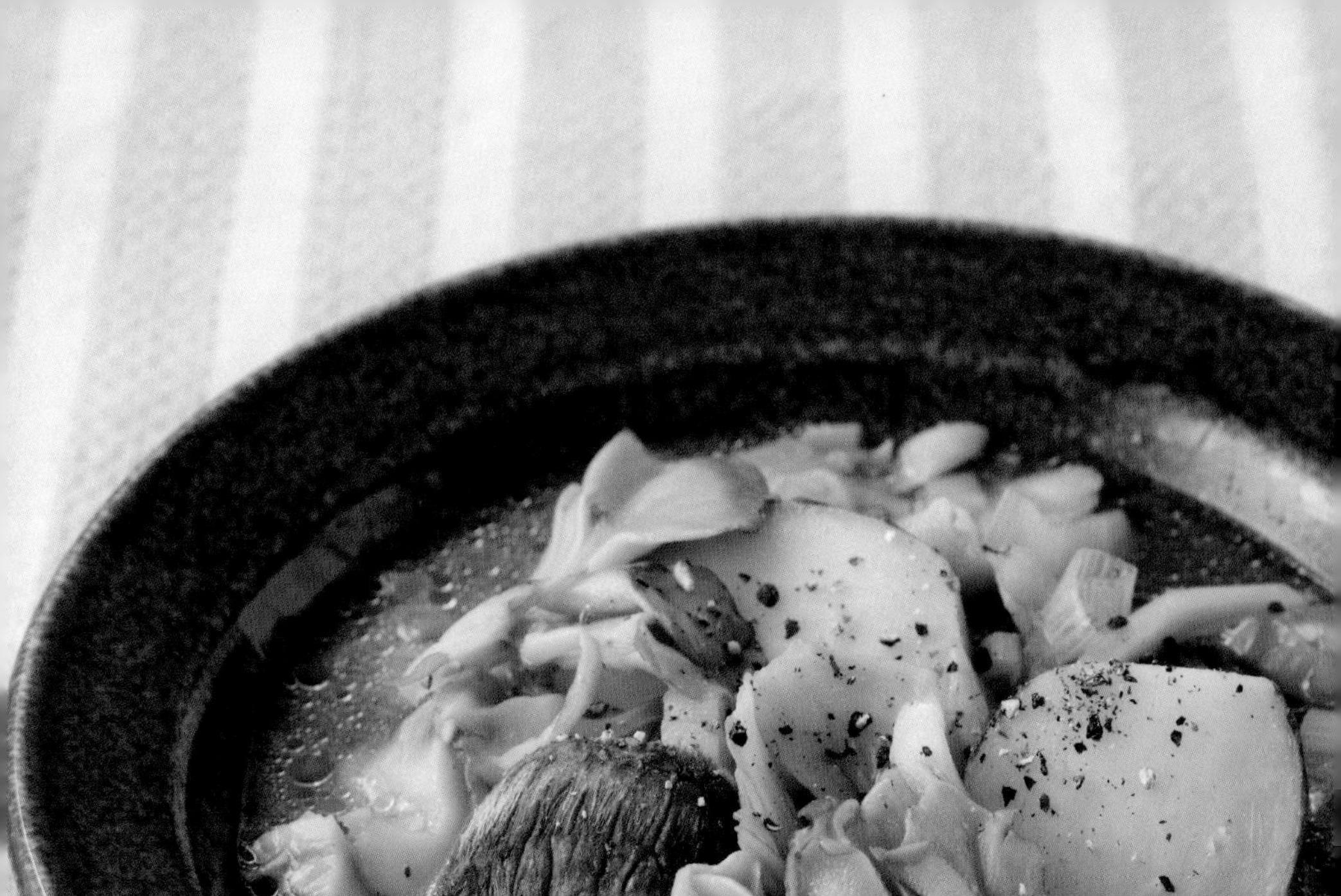

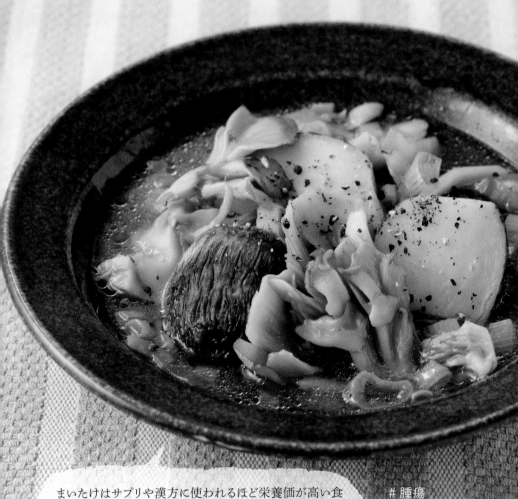

まいたけはサプリや漢方に使われるほど栄養価が高い食材。免疫力を高め、さまざまなガンを小さくするとして、各国で研究が進められています。毎日食べるなら30〜50gが適量です。里いもは腫れものや子宮筋腫のケアに。解毒力も高く、老廃物を排出して胃腸を強化します。

腫瘍
子宮筋腫
ガン
血流

ゴロゴロ豚肉と根菜のポトフ

しこりや腫瘍をもう恐れない！
自然の優しさにほっとします

材料（2人分）

- オリーブオイル…ひと回し
- にんにく…1片　薄切り
- 豚バラ、豚肩ロース…各100g　各ひと口大に切る
- 里いも…3〜4個　皮をむかずに節を除いてひと口大に切る
- 大根（またはかぶ）…1/2本　厚めのいちょう切り
- にんじん…1/2本　大きめの乱切り
- 天日塩…小さじ1
- 玉ねぎ…1/2個　半分に切る
- キャベツ…1/4個　半分に切る
- 水…800mℓ（ひたひた）

1. フライパンにオリーブオイルをなじませ、にんにく、豚肉を入れて、色が変わるまで炒める。
2. 里いも、大根、にんじんを入れて炒める。
3. 塩をふって玉ねぎを入れ、水を注ぎ、一番上にキャベツをのせる。ふたをして25分ほど煮る。

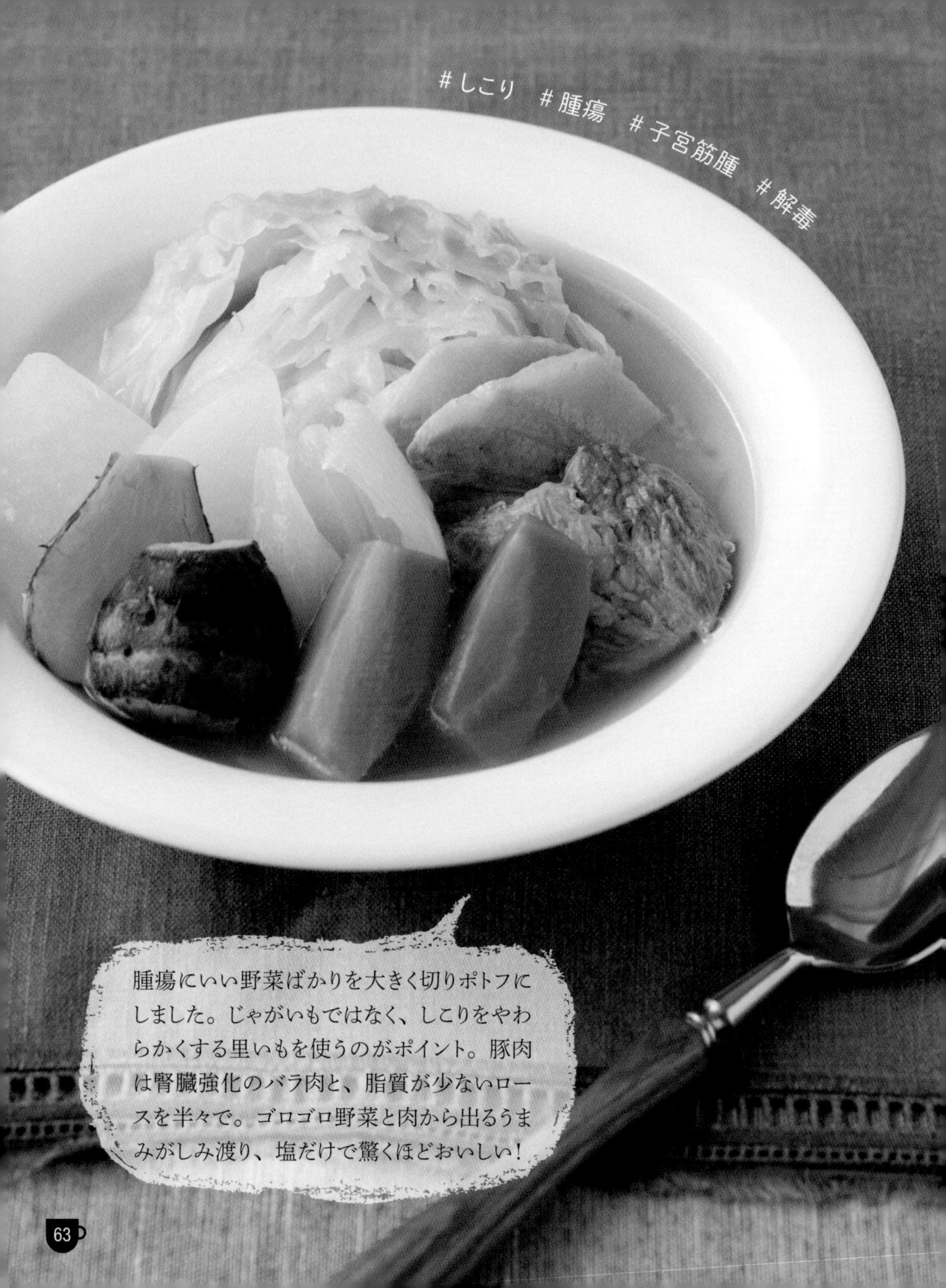

#しこり　#腫瘍　#子宮筋腫　#解毒

腫瘍にいい野菜ばかりを大きく切りポトフにしました。じゃがいもではなく、しこりをやわらかくする里いもを使うのがポイント。豚肉は腎臓強化のバラ肉と、脂質が少ないロースを半々で。ゴロゴロ野菜と肉から出るうまみがしみ渡り、塩だけで驚くほどおいしい！

とろのなめらかスープ

ウイルスを撃退して感染させない！
認知症対策にもおすすめ

材料
（2人分）

水…200mℓ
無調整豆乳…200mℓ
味噌…小さじ1～2
天日塩…小さじ 1/2
こしょう…少々
オリーブオイル…ひと回し
長いも…100g すりおろす

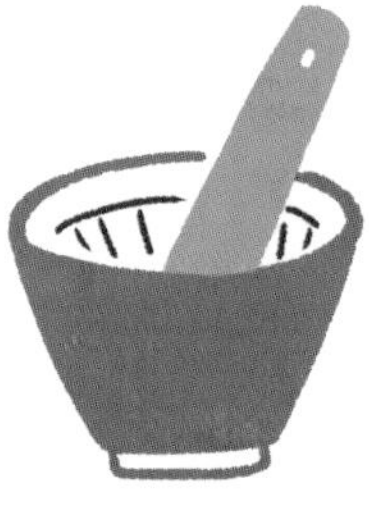

1 フライパンに水、豆乳、味噌、塩、こしょう、オリーブオイルを入れて火にかける。

2 ひと煮立ちしたら火を止め、長いもを加えて混ぜる。

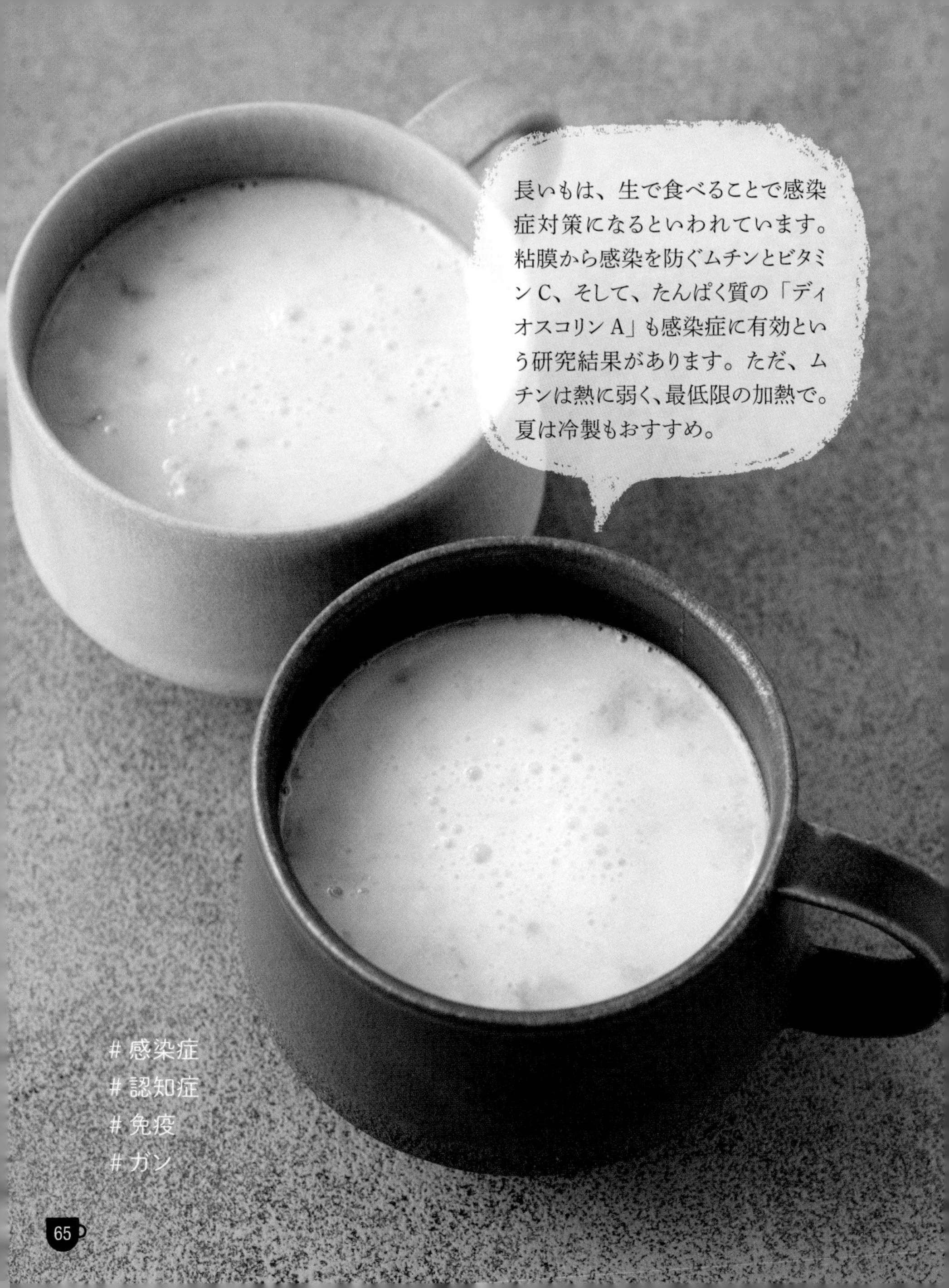

長いもは、生で食べることで感染症対策になるといわれています。粘膜から感染を防ぐムチンとビタミンC、そして、たんぱく質の「ディオスコリンA」も感染症に有効という研究結果があります。ただ、ムチンは熱に弱く、最低限の加熱で。夏は冷製もおすすめ。

#感染症
#認知症
#免疫
#ガン

よもぎ餅の甘くないぜんざい

冷え性を改善して
ホルモンバランスが整う

材料（2人分）

小豆…60g
水…600mℓ
天日塩…小さじ1
黒砂糖…大さじ1
玄米よもぎ餅…2個

1 小豆はフライパンで2分ほど乾煎りする。

2 水を注ぎ入れ、豆が簡単につぶれるくらいまで煮る。塩と黒砂糖で味をととのえる。

3 餅を600wの電子レンジで20秒加熱し、2に入れてやわらかくなるまで煮る。

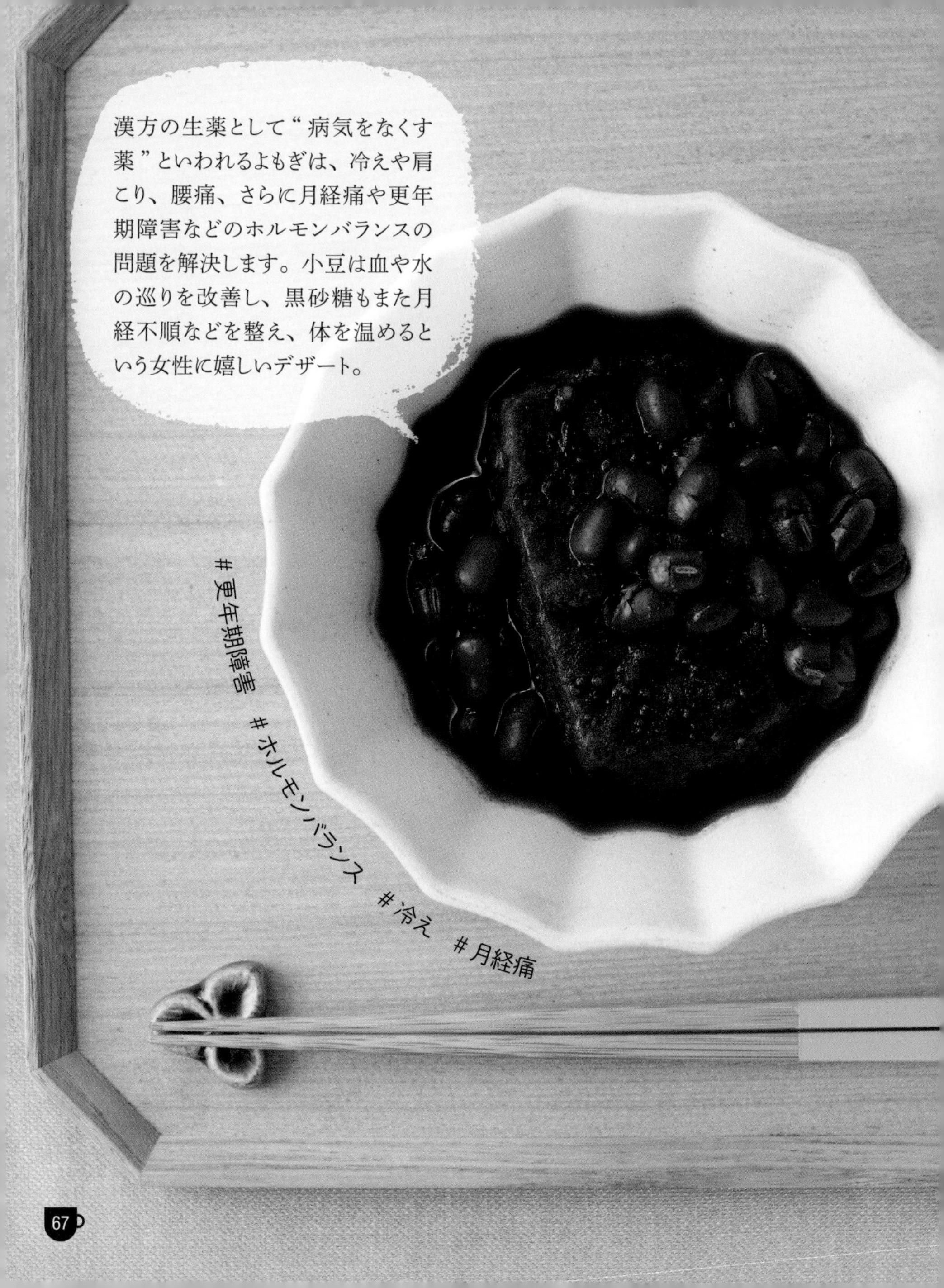

漢方の生薬として“病気をなくす薬”といわれるよもぎは、冷えや肩こり、腰痛、さらに月経痛や更年期障害などのホルモンバランスの問題を解決します。小豆は血や水の巡りを改善し、黒砂糖もまた月経不順などを整え、体を温めるという女性に嬉しいデザート。

＃更年期障害　＃ホルモンバランス　＃冷え　＃月経痛

COLUMN

おくすりスープ❶
大根おろし汁

動物性食材やこってりしたごちそう、加工品をたくさん食べる生活をしていると腎臓がいつのまにかつかれ、ろ過フィルターが目詰まりを起こします。むくみなどで腎臓がつかれているサインが出てきたら、大根が少しだけあれば作れる、簡単で効果てきめんな〝おくすりスープ〟を。大根おろしを作るときに出る汁を水で薄めて温めるだけで、腎臓がじわ〜っと休まるのを実感。フィルターがきれいになり、不要なものを出す機能がよみがえります。そして一回沸騰させることで独特の辛みもなくなり、しみじみおいしいスープです。

材料　1人分

大根おろしの汁…大さじ3
水…大さじ9
天日塩…少々

1 鍋に材料をすべて入れ、ひと煮立ちさせる。

2 熱いうちに飲む。

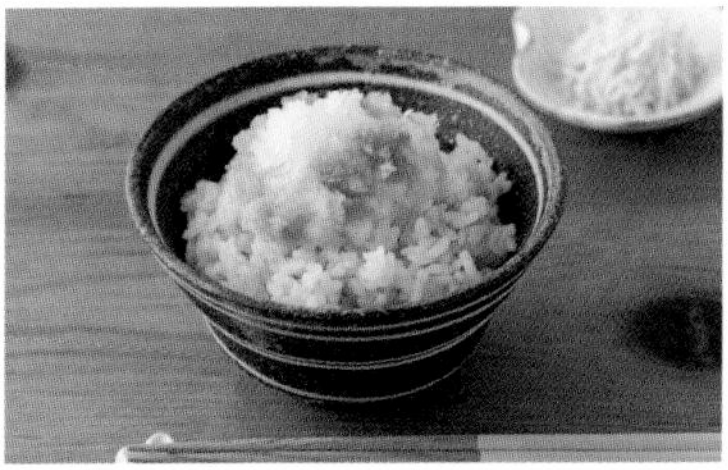

残った大根おろしは、ごはんにのせていただくのが手軽でおすすめ。しらすを添えて、醤油少々をかける。

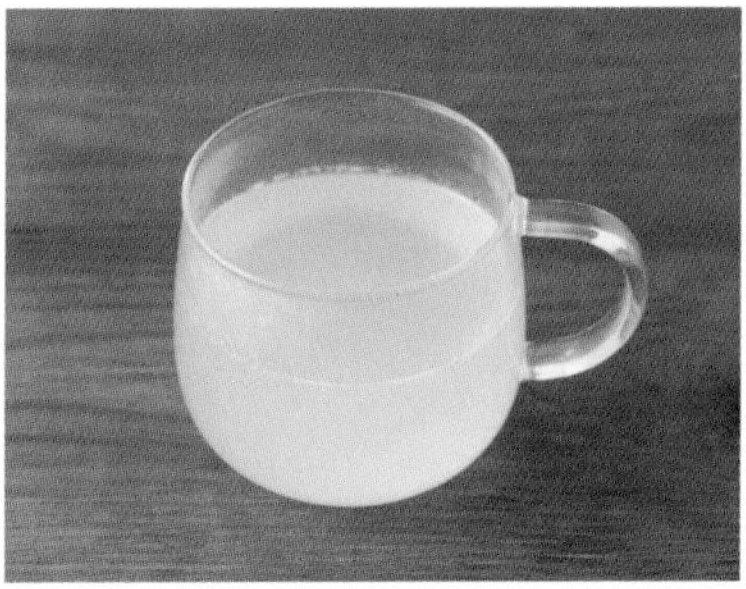

PART 3

「つかれた〜」が口ぐせの
人に食べてほしい

元気になるスープ

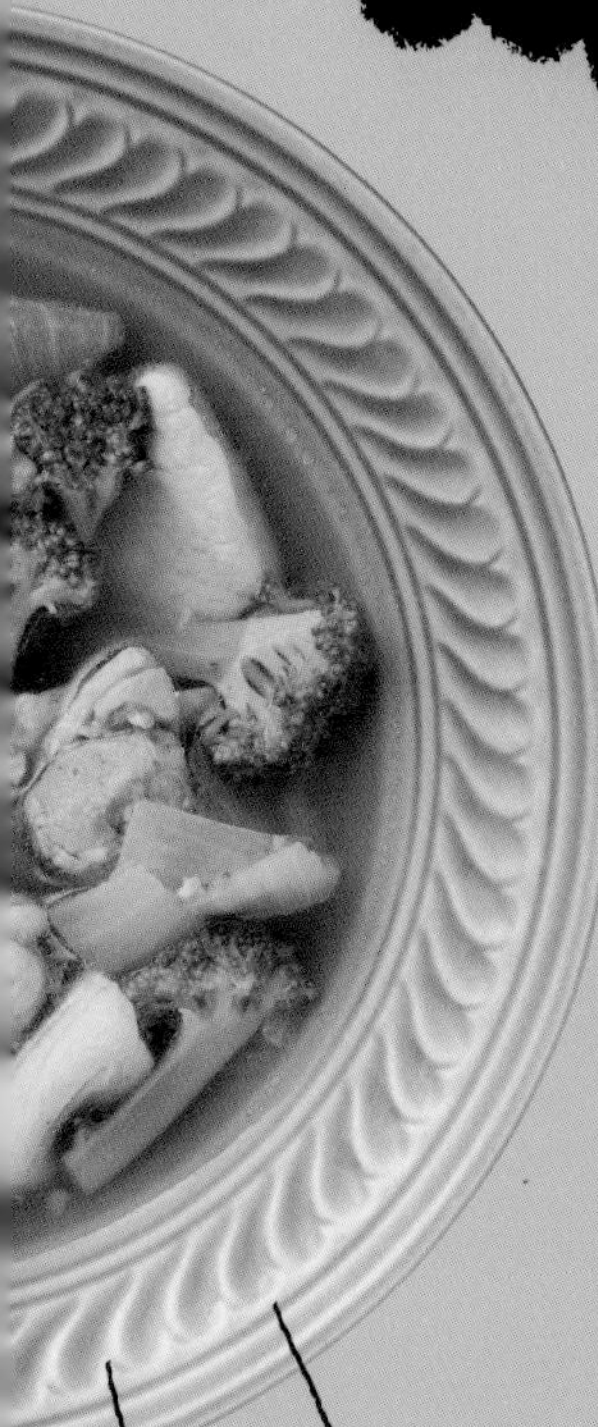

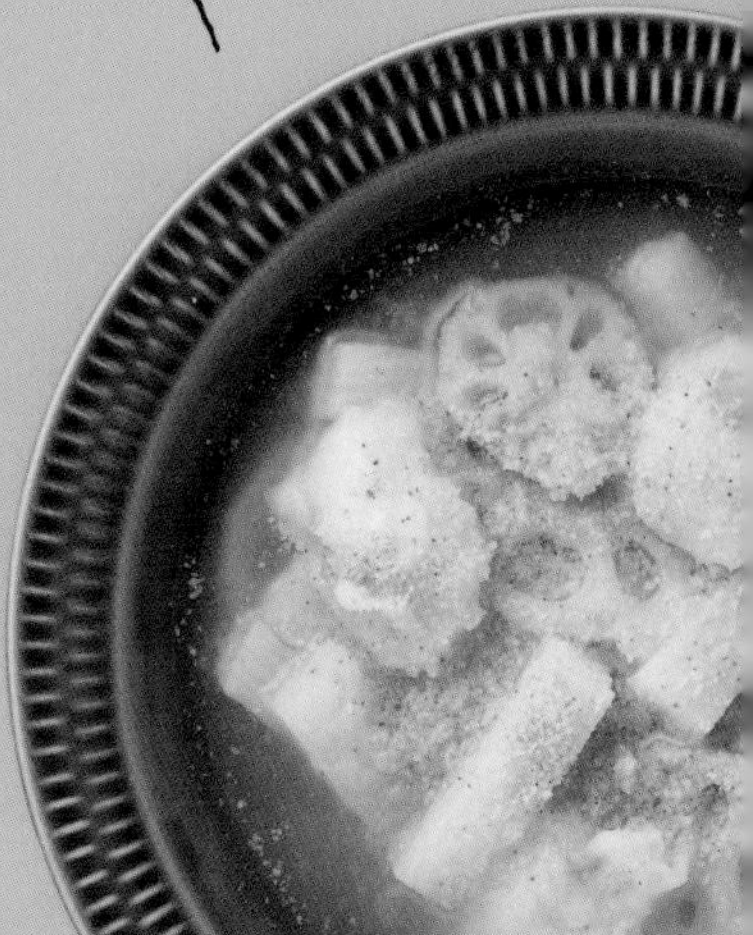

腎臓が元気になる
プロテインスープ

いつもつかれている、なぜか元気が出ない……という人がたくさんいます。聞けば必ず食生活やストレスに原因があるもの。ここではエナジードリンクよりもおいしくて、身も心も元気になるパワーチャージスープをご紹介します。

ホタテとしめじのアミノ酸スープ

腎臓・肝臓の元気を取り戻して
細胞から滋養強壮

材料
（2人分）

昆布だし（P.46／できればカット昆布を水に浸す）…600㎖
にんにく…少々　粗みじん切り
しょうが…少々　細切り
しめじ…80g　ほぐす
ベビーホタテ…80g
長ねぎ…1本　小口切り
天日塩…小さじ1/2
醤油…大さじ1
海苔…適量

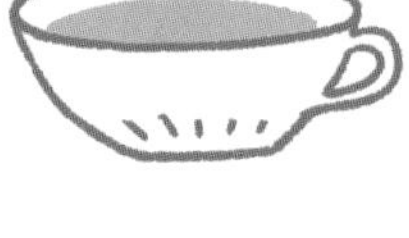

1 昆布だしににんにく、しょうが、しめじ、ベビーホタテを入れて煮る。

2 昆布を使っている場合は、取り出して1.5㎝角に切り、戻し入れる。ねぎ、塩、醤油も入れて、軽く煮る。

3 器に盛り、海苔をちぎり入れる。

ホタテは腎臓にいい魚介の１つ。特にのぼせがちな体質に合います。また、しめじは肝臓強化の「オルニチン」がシジミの約 10 倍も含まれ、食物繊維の「βグルカン」で腸から解毒。全身の細胞に疲労を蓄積させません。昆布や海苔もしっかり食べて海のパワーを！

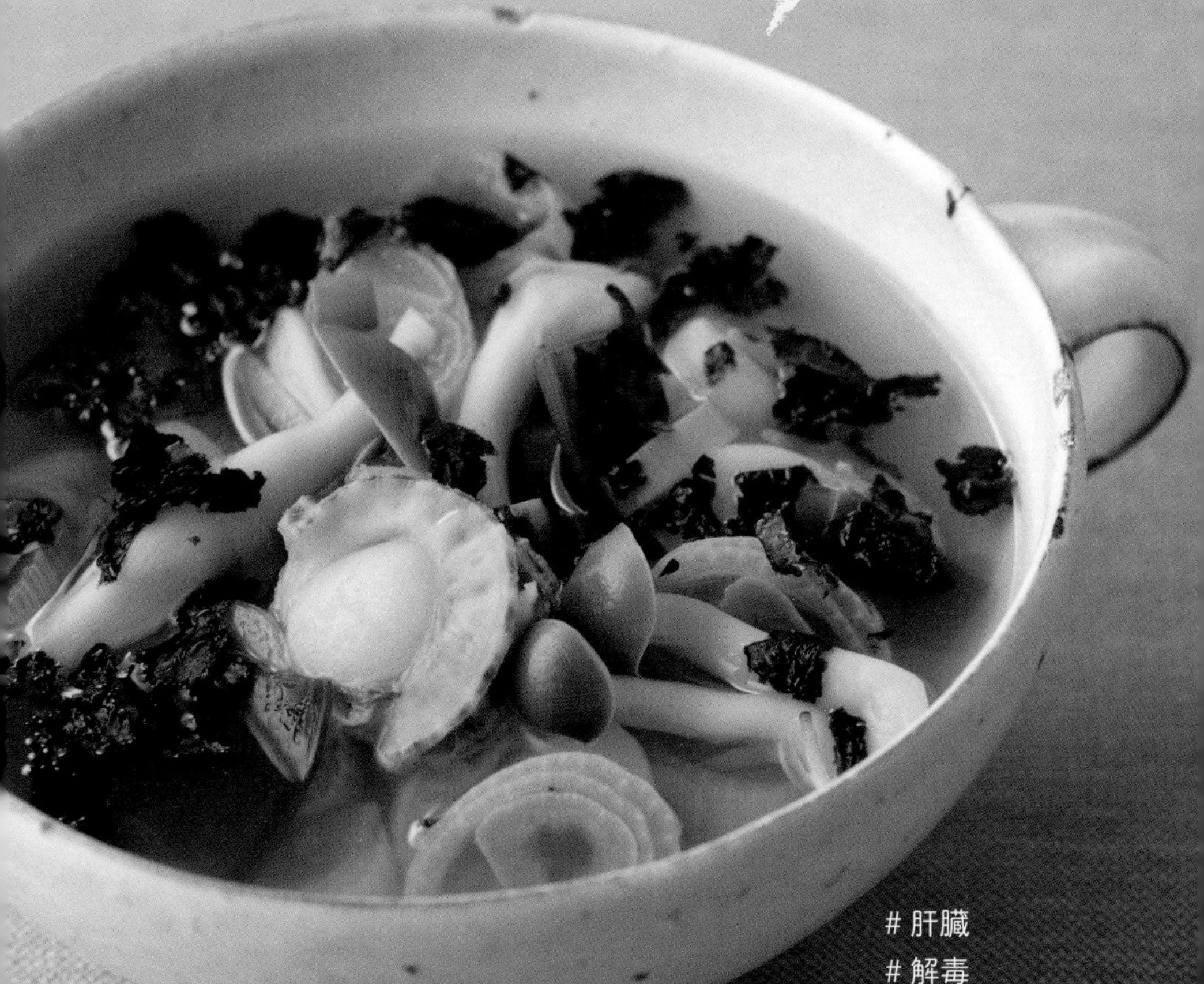

肝臓
解毒
ミネラル
視力低下

れんこんと長いもの雑煮風

胃が弱い人や太りたい人、
「つかれた〜」が口ぐせの人に食べてほしい

材料
（2人分）

昆布だし（P.46）…600㎖
れんこん…5㎝　薄切り
長いも…100g　皮は少し残してむき、太めの棒状に切る
しょうが…少々　薄切り
れんこん…大さじ2〜3　すりおろし
天日塩…小さじ1/2
醤油…小さじ1
餅…2個　ひと口大に切って焼く
白すりごま…適量

1 フライパンに、昆布だし、れんこんの薄切り、長いも、しょうが、塩、醤油を入れて2〜3分煮る。

2 れんこんのすりおろしを加え、1分ほど煮る。

3 餅を入れて軽く煮たら、仕上げにすりごまを加える。

#胃腸　#つかれがとれない　#イライラ　#食べすぎ

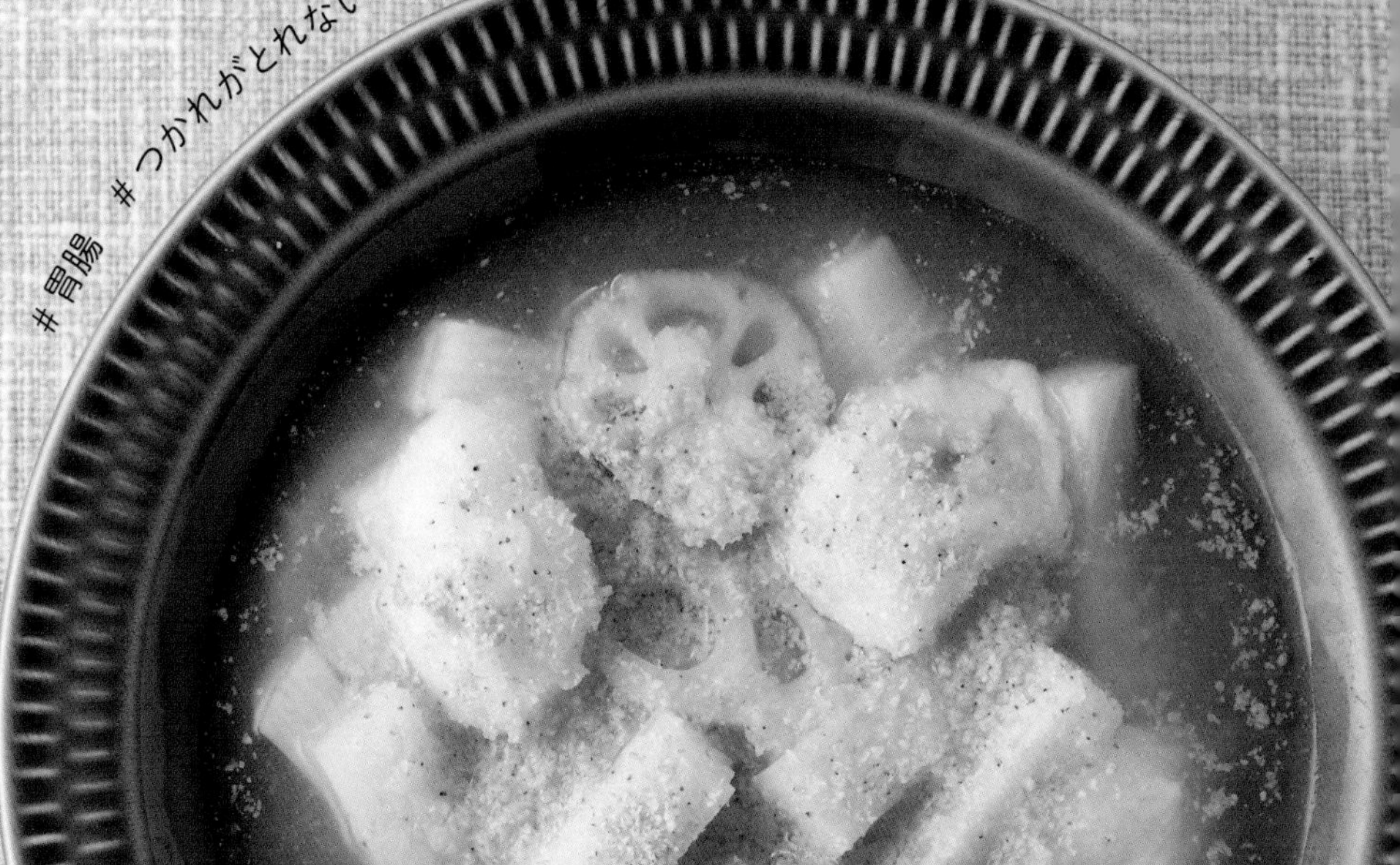

長いもは生で食べると感染症対策に、加熱すると滋養に。れんこんと合わせ、腎臓、胃腸、肺などのつかれをとってくれます。れんこんはすりおろしも加えることで砂糖を使わなくても甘みのもとに。餅は内臓を温め、気を補いますから、一食で完結するお雑煮仕立てで。

チキンとブロッコリーの塩スープ

腎臓が元気になるプロテインスープ、不眠改善や疲労回復がすごい

材料（2人分）

オリーブオイル…ひと回し
にんにく…1片　みじん切り
鶏もも肉…100g　ひと口大に切る
鶏むね肉…100g　ひと口大に切る
玉ねぎ…1/2 個　1.5㎝角に切る
天日塩…小さじ 1
こしょう…少々
酒…大さじ 1
ブロッコリー…1/2 個　小房に分け、芯は小さめに切る
水…400mℓ

1. フライパンにオリーブオイルとにんにくを入れて火にかける。
2. 鶏肉を炒め、玉ねぎを加えてさらに炒める。
3. 塩、こしょう、酒をふり、ブロッコリーを加え、水を注ぐ。ふたをして 7 分ほど煮込む。

鶏肉は、もも肉は血を作って元気に、むね肉はつかれた体を修復するイメージ。たんぱく質は水溶性なのでスープで丸ごと食べるのがおすすめです。ただし、ブロイラーは体を冷やすので地鶏を選んで。併せて摂りたいのはブロッコリーで、筋肉を成長させ、免疫力もアップします。

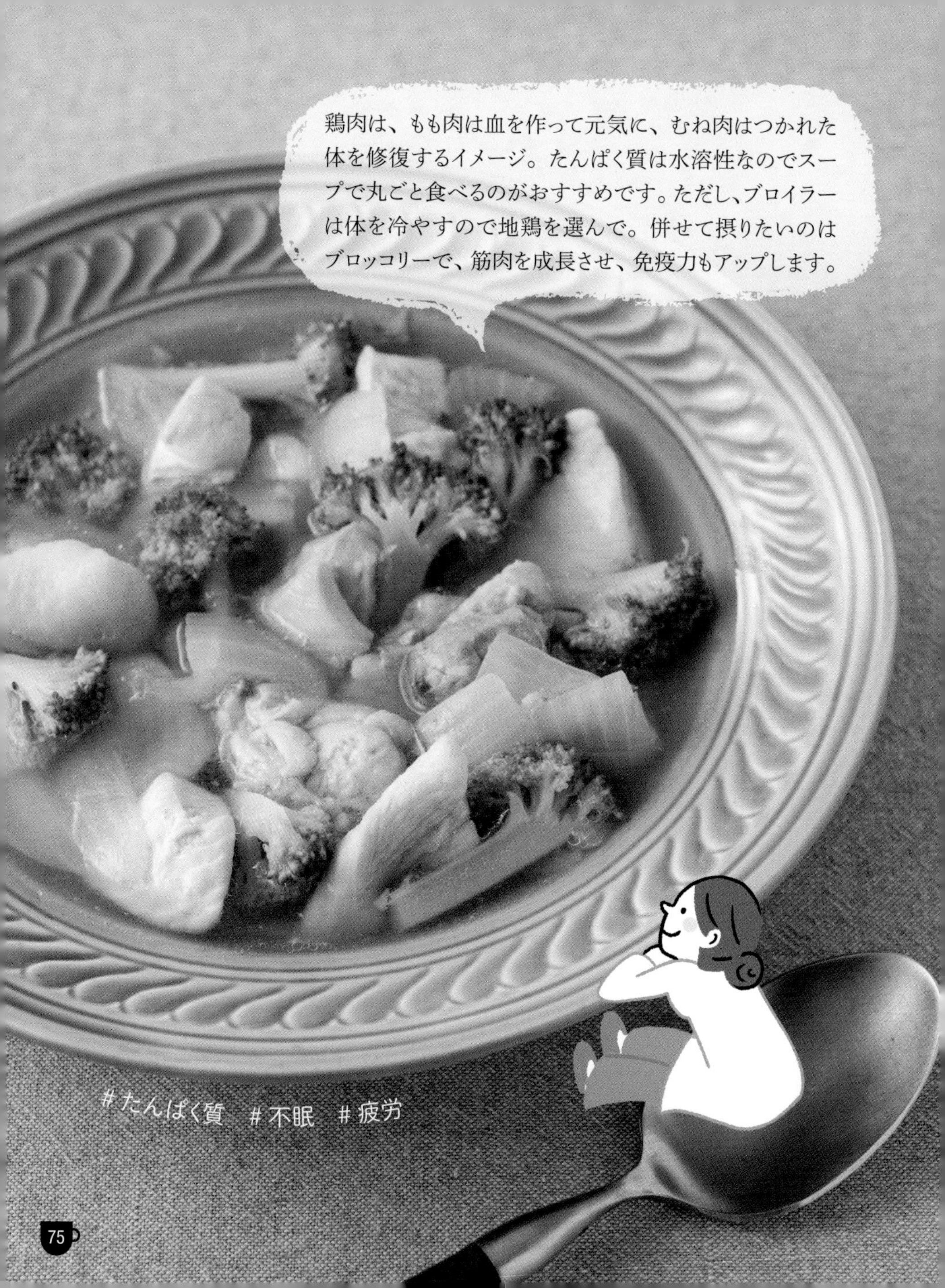

#たんぱく質　#不眠　#疲労

夏野菜と豚肉のカレースープ

滋養強壮食材で夏バテ知らずに！

材料
（2人分）

オリーブオイル…ひと回し
にんにく…1/2 片　粗みじん切り
しょうが…1/2 片　細切り
玉ねぎ…1/2 個　ざく切り
水…400mℓ
にんじん…1/2 本　いちょう切り
枝豆…1/2 パック　軽くゆでてさやから取り出す
なす…1本　縦に 4 等分して半分に切る
トマト…1個　ひと口大に切る
長いも…100g　皮をむかずに厚さ1cmの半月切り
天日塩…小さじ 1
カレー粉（スパイスのみのもの）…小さじ 1 ～ 2
豚薄切り肉…150g　ひと口大に切る

1 フライパンにオリーブオイルをなじませ、にんにく、しょうがを炒める。香りが立ったら玉ねぎを加えてしんなりするまで炒める。

2 水を注ぎ、にんじん、枝豆、なす、トマト、長いも、塩を入れ、ふたをして軽く煮る。

3 カレー粉をまぶした豚肉を入れて 5 分ほど煮る。

旬の野菜は季節の悩みを軽減します。ここでは、特に腎臓にいい夏の野菜を集めて、カレースープに。ターメリックは肝機能を高め、クミンは血行を促すなど、スパイスはそれぞれに働きがあり、これを気力体力を補う豚肉にまぶせば、コクのあるおいしさが完成。

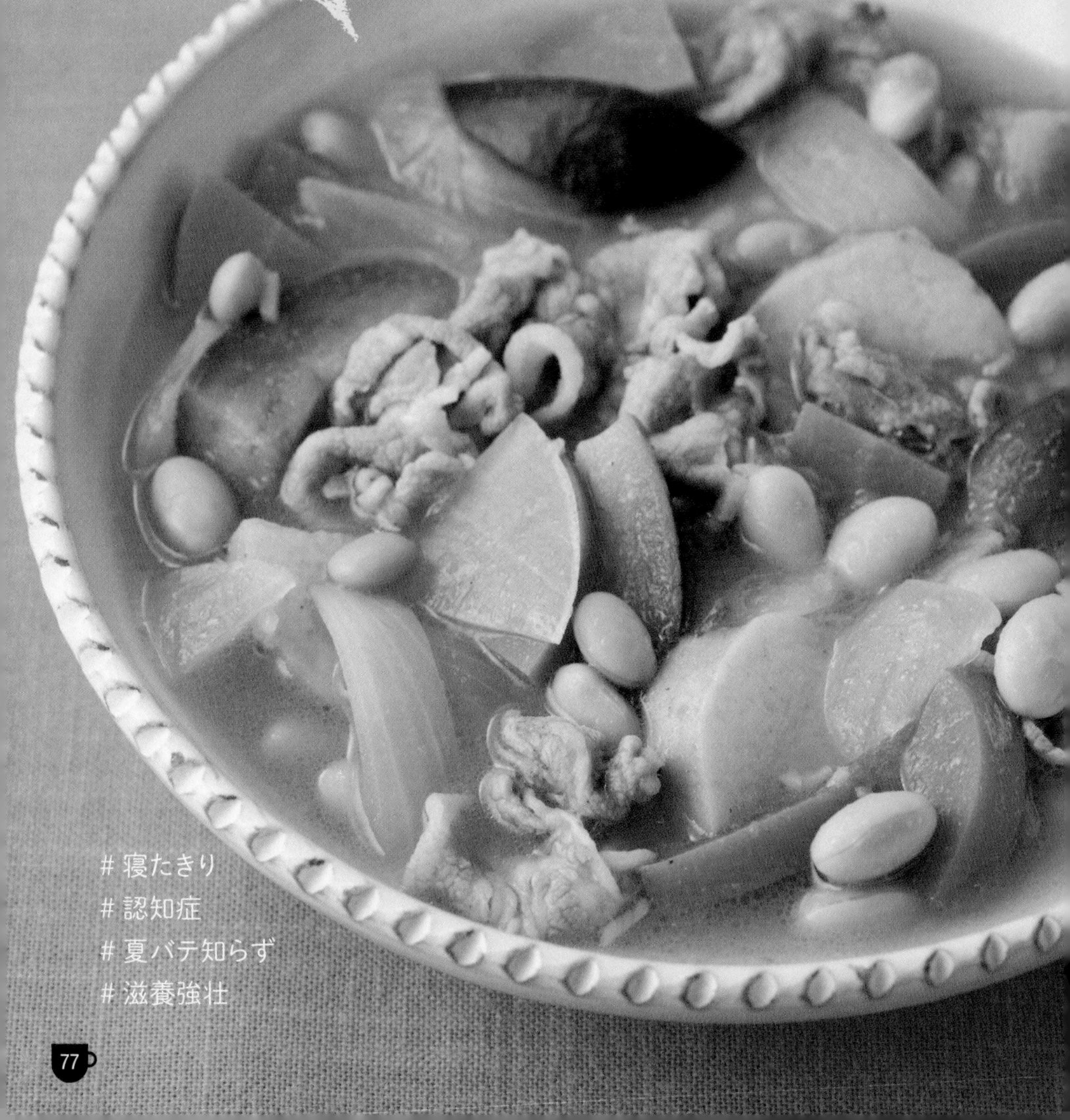

\# 寝たきり
\# 認知症
\# 夏バテ知らず
\# 滋養強壮

冬瓜と鶏手羽元の薬膳スープ

体内の水分バランスを整えて、
倦怠感から復活

材料
（2人分）

鶏手羽元肉…4本
水…600mℓ
にんにく…1/2 片 粗みじん切り
しょうが…1/2 片 せん切り
冬瓜…150g 皮と種を除いてひと口大に切り、下ゆで
にんじん…1/2 本 半月切り
長ねぎ…1/3 本 ぶつ切り
まいたけ…80g ほぐす
天日塩…小さじ 1
醤油…小さじ 1

1 フライパンに手羽元と水を入れて火にかける。

2 にんにく、しょうが、冬瓜、にんじん、ねぎ、まいたけ、塩を加えて 5 分ほど煮る。

3 醤油を加え、ふたをしてさらに弱火で 15 分ほど煮る。

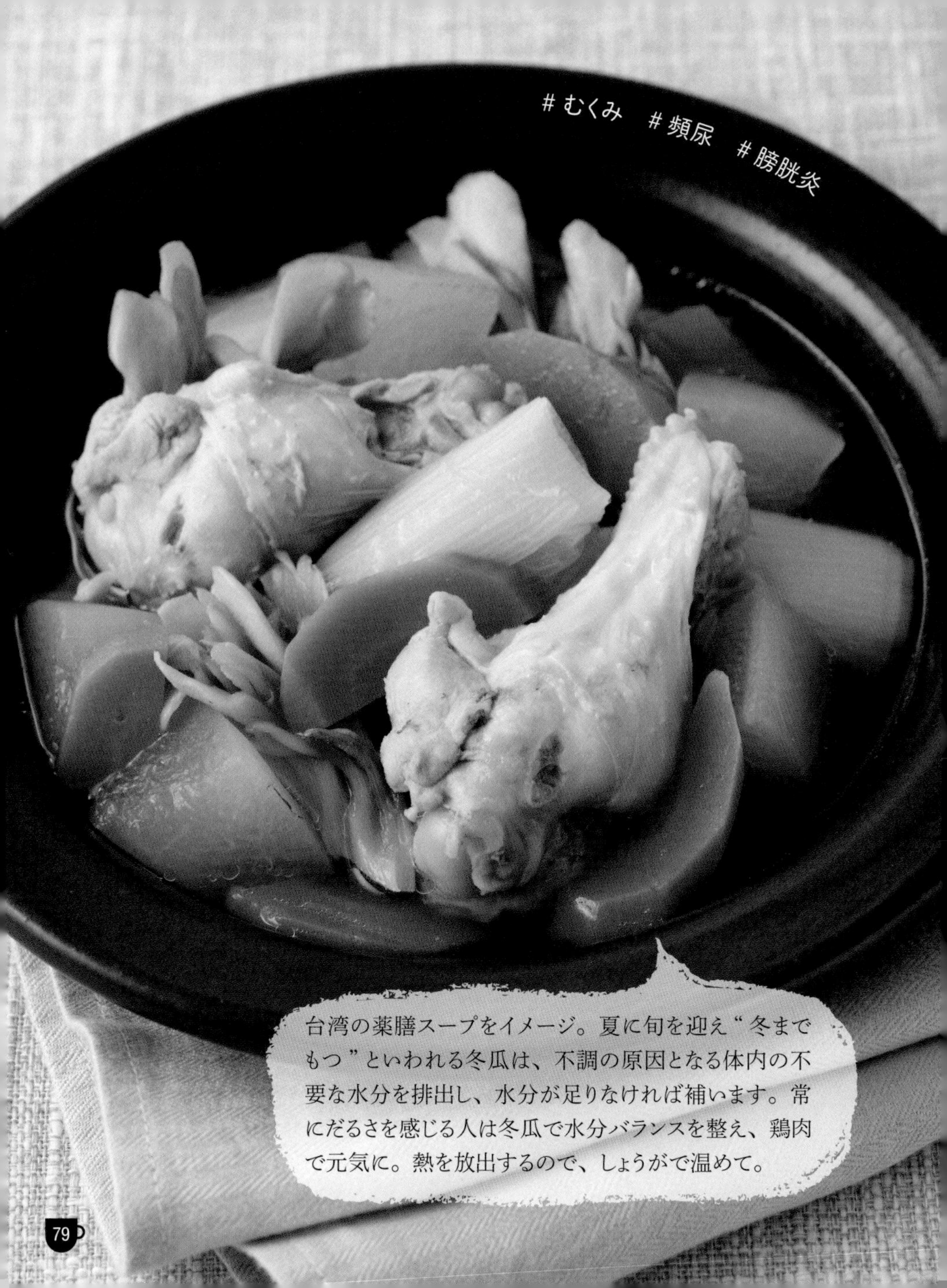

#むくみ　#頻尿　#膀胱炎

台湾の薬膳スープをイメージ。夏に旬を迎え“冬までもつ”といわれる冬瓜は、不調の原因となる体内の不要な水分を排出し、水分が足りなければ補います。常にだるさを感じる人は冬瓜で水分バランスを整え、鶏肉で元気に。熱を放出するので、しょうがで温めて。

みょうがのとろみスープ

脳からシャキッと元気になれる香味野菜
目のつかれ、落ち込んだ気分のときに

材料
（2人分）

昆布だし（P.46）…500mℓ
天日塩…小さじ1/2
水溶き片栗粉…片栗粉1と1/2を同量の水で溶く
醤油…小さじ2
卵…2個
みょうが…3個　せん切り

1 鍋に昆布だしと塩を入れて沸騰させ、水溶き片栗粉でとろみをつける。

2 醤油で味をととのえ、溶き卵を回し入れ、かき卵にする。

3 火を止めてみょうがを入れる。

日本ならではの香味野菜、みょうが。香り成分「α-ピネン」は大脳皮質を刺激して脳を活性化、落ち込みがちな気分を元気づけてくれます。また、ストレスで停滞しがちな気を巡らせ、食欲増進など、元気になるための働きがたくさん。簡単スープで気持ちをアップ！

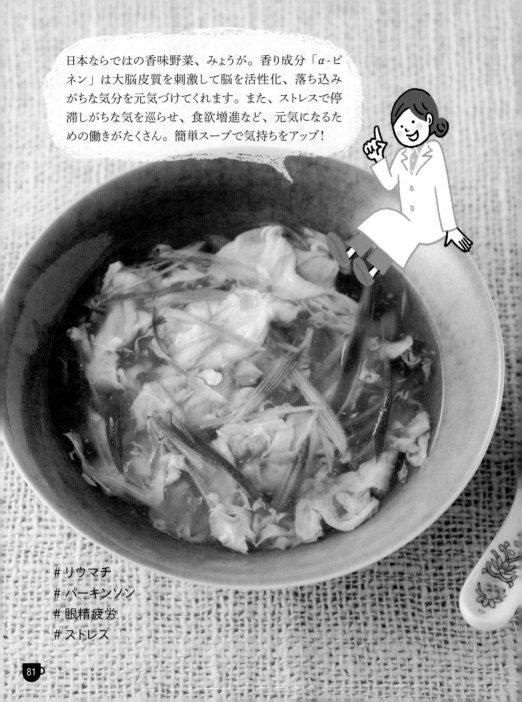

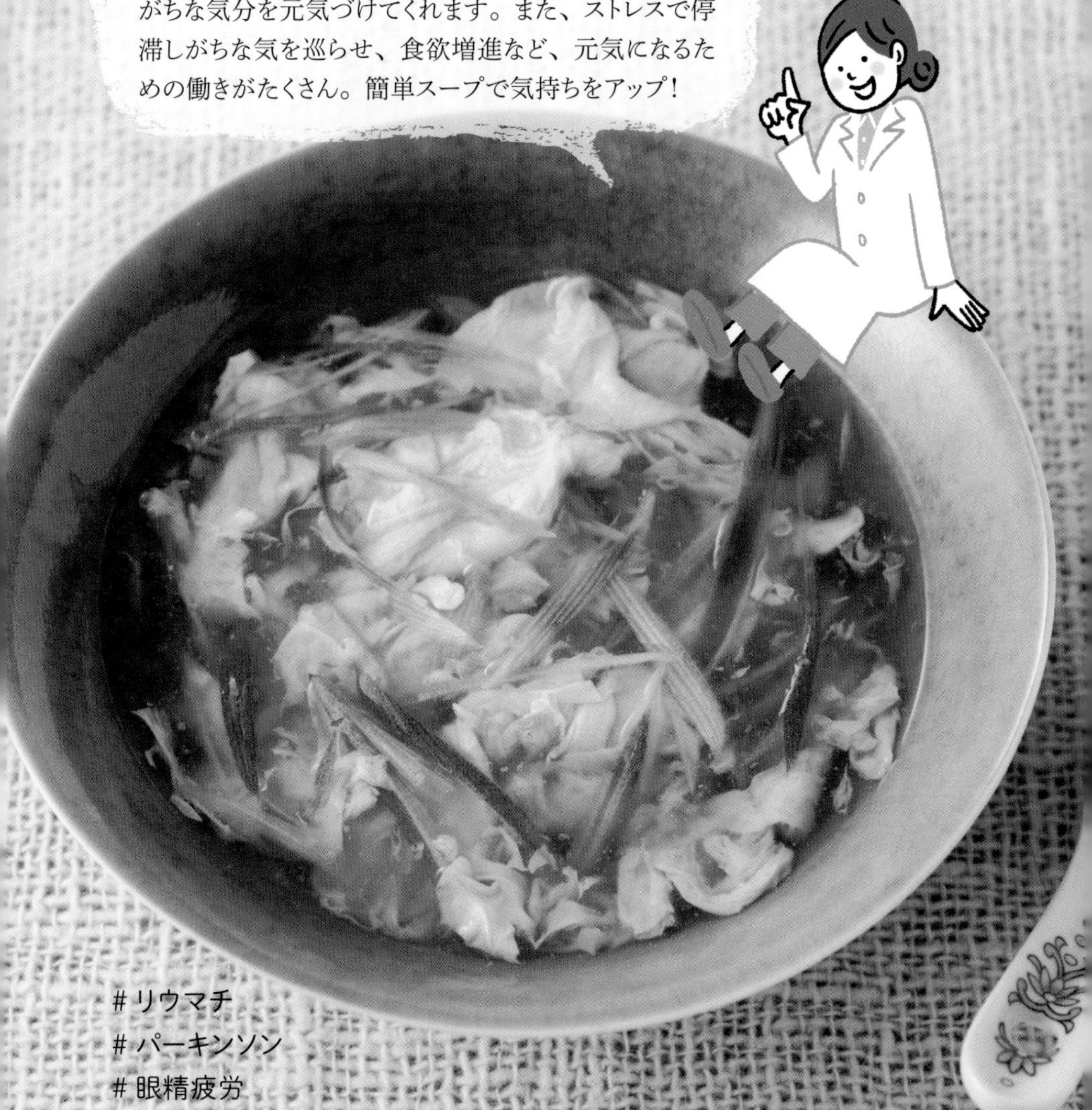

リウマチ
パーキンソン
眼精疲労
ストレス

サバ缶スープ 大根おろし仕立て

ミトコンドリアを活性化するスープアレンジ
体の奥からパワーがみなぎる！

材料
（2人分）

水…150mℓ
しょうが…1片　粗みじん切り
まいたけ…80g　ほぐす
九条ねぎ…2本　小口切り
大豆の水煮…1/2 パック　パックのまま軽くたたいてつぶす
サバの水煮缶…1 個
味噌…大さじ 1/2
醤油…大さじ 1/2
天日塩…小さじ 1/2
大根おろし…150g

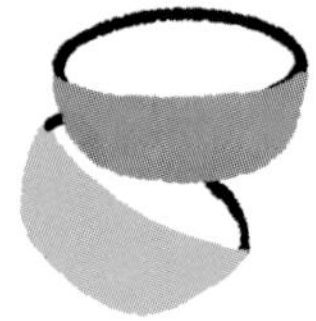

1 鍋に水、しょうが、まいたけ、ねぎ、大豆を入れて軽く煮る。

2 サバ缶を汁ごと加えてほぐす。

3 味噌、醤油、塩を入れて混ぜ、火を止めて大根おろしを加えて混ぜる。

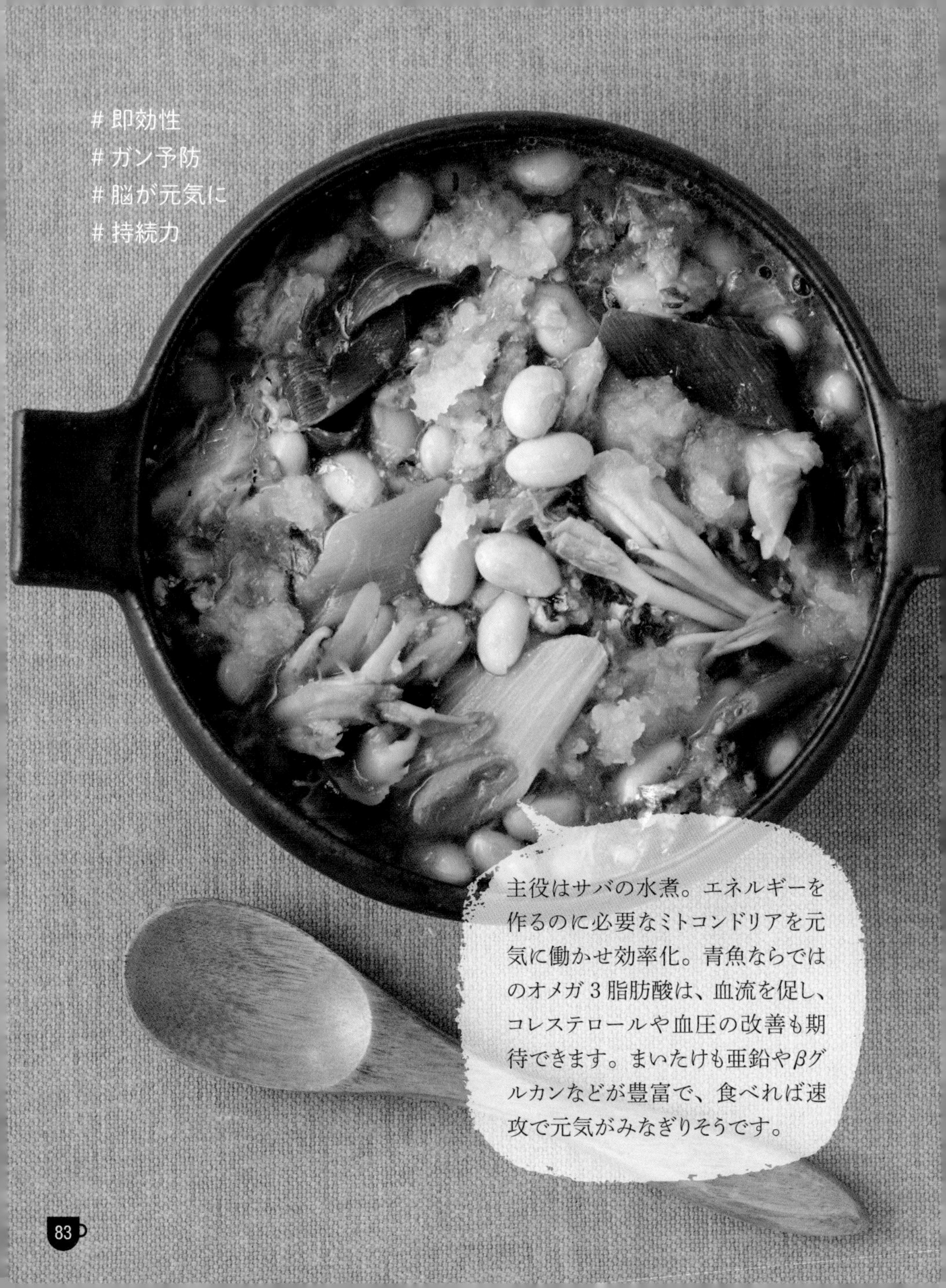

即効性
ガン予防
脳が元気に
持続力

主役はサバの水煮。エネルギーを作るのに必要なミトコンドリアを元気に働かせ効率化。青魚ならではのオメガ3脂肪酸は、血流を促し、コレステロールや血圧の改善も期待できます。まいたけも亜鉛やβグルカンなどが豊富で、食べれば速攻で元気がみなぎりそうです。

おくすりスープ❷

玄米がゆの裏ごしスープ

病気で熱があったり食欲がないとき、腎臓が悪くなってとにかく毎日つかれているという人にもおすすめの〝飲む点滴〟です。玄米は栄養価の高さから見ると毎日でも食べたいのですが、元気な人ならともかく、胃腸、腎臓が弱っている人には吸収が難しい……。なので市販のおかゆを使い、薄めてスープにし、その有効成分をあたたかくいただきます。病中・病後の倦怠感を取り除いたり、解熱や利尿にも。もしくは、腎臓に炎症があるとき、膀胱炎の人にもよく、普段の腎臓強化のためにお茶代わりに飲んでもいいです。大根おろしの汁（P.68）と併用しても大丈夫です。

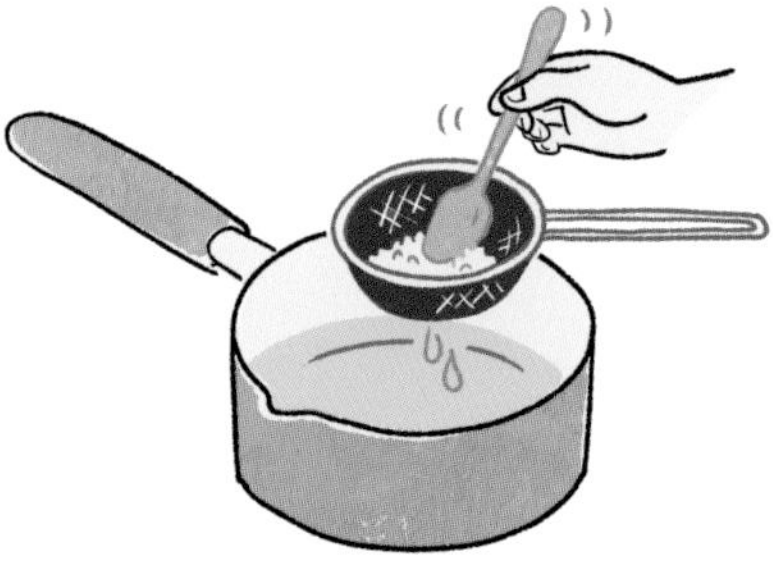

材料　1人分

市販の玄米がゆ…小さじ1
水…200㎖
天日塩…少々

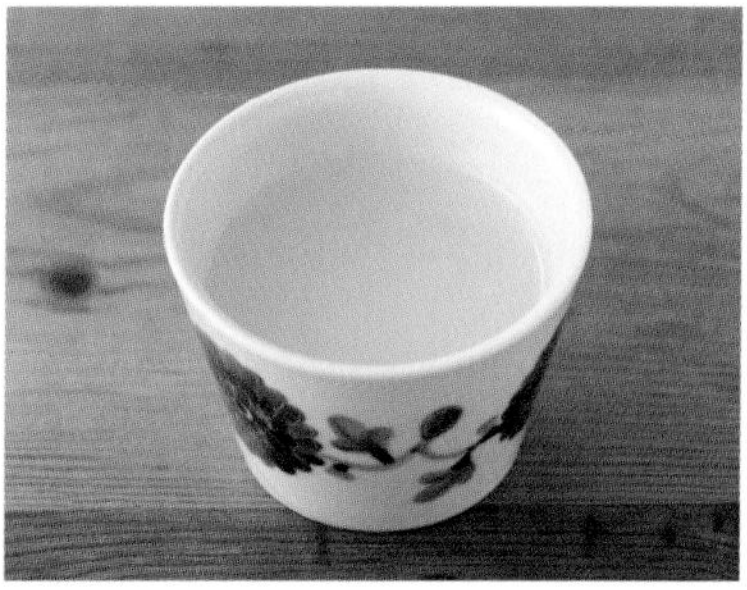

1 玄米がゆは茶こしなどで裏ごしし、水を入れた鍋に加える。

2 ひと煮立ちさせてよく混ぜ、塩で味をととのえる。

PART 4

美容・ダイエットのスープ

老け顔一気に若返る
レスキュースープ

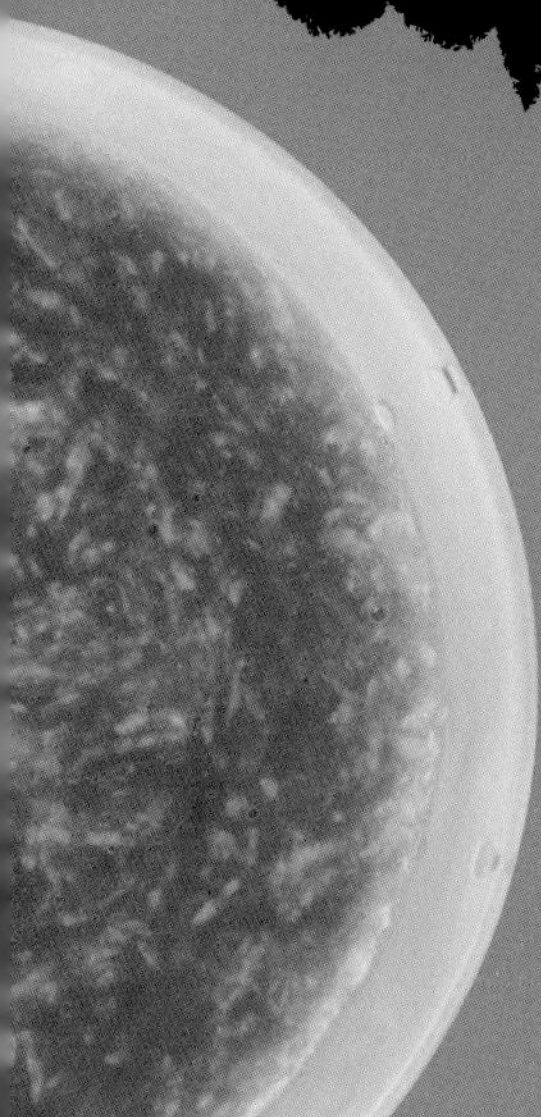

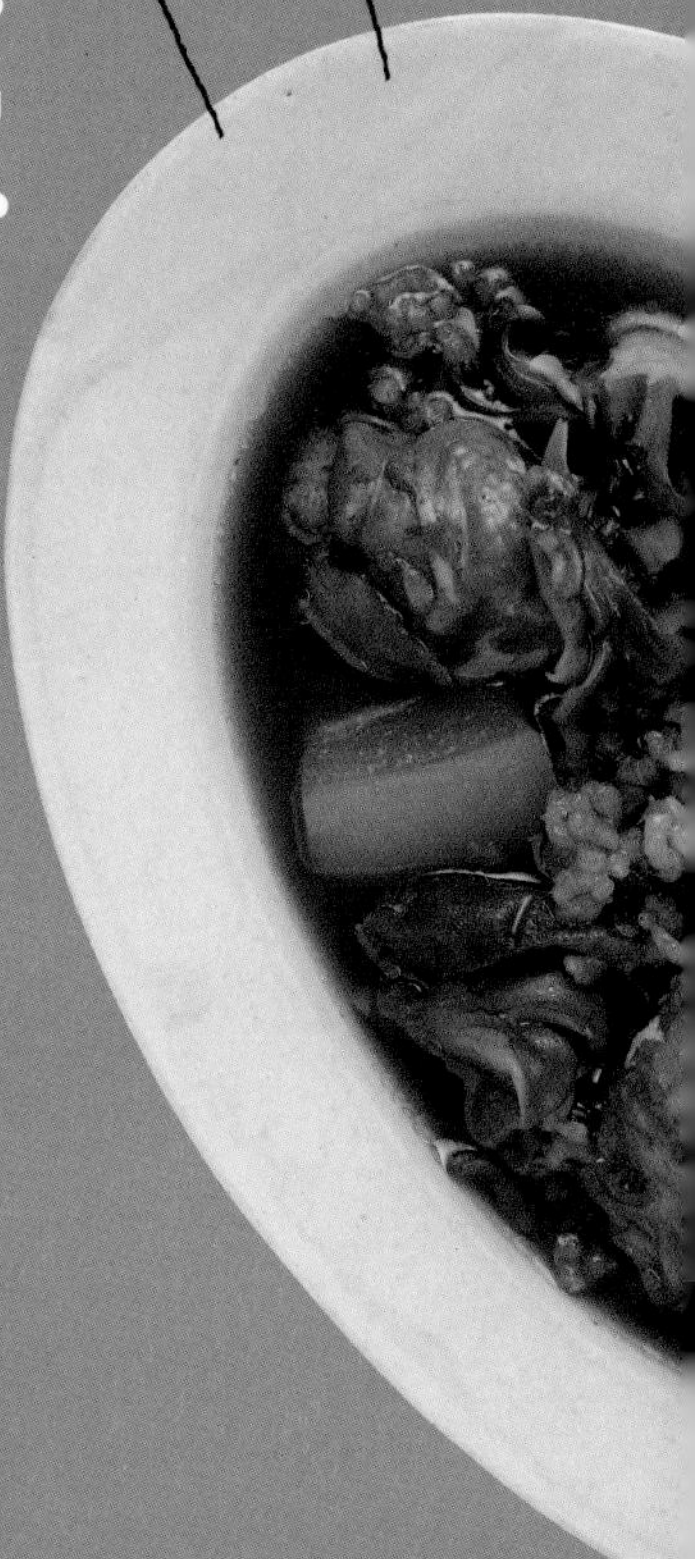

肌の悩みに
嬉しい働きが勢ぞろい

腎臓が悪いと肌がくすみ、乾燥してしわの原因にもなります。逆に、腎臓が元気な人は、体内がクリアで巡りがいいため、肌もぴちぴち、髪はしっとり。代謝もよく、太りにくくなります。腎臓から美しくなりたい人におすすめしたいスープ。

黒い若返り食材のサムゲタン風

1年の締めくくりにおすすめ！
老け顔一気に若返るレスキュースープ

材料（2人分）

鶏手羽元肉…4本
にんにく…1/2片　薄切り
しょうが…1/2片　薄切り
冬瓜…150g　皮と種を除き大きめのひと口大に切る
長ねぎ…1/2本　厚めの斜め切り
まいたけ（あれば黒まいたけ）…80g　ほぐす
黒きくらげ（生、または乾燥を戻す）…80g　ひと口大に切る
もち米…大さじ1
黒米…大さじ1/2（なければもち米を大さじ2に）
水…600㎖
天日塩…小さじ1
酒…大さじ1

1 鍋に手羽元を敷き込み、残りの具材もすべて入れる。
2 水を注ぎ、塩と酒を加える。
3 ふたをして40分ほど煮る。

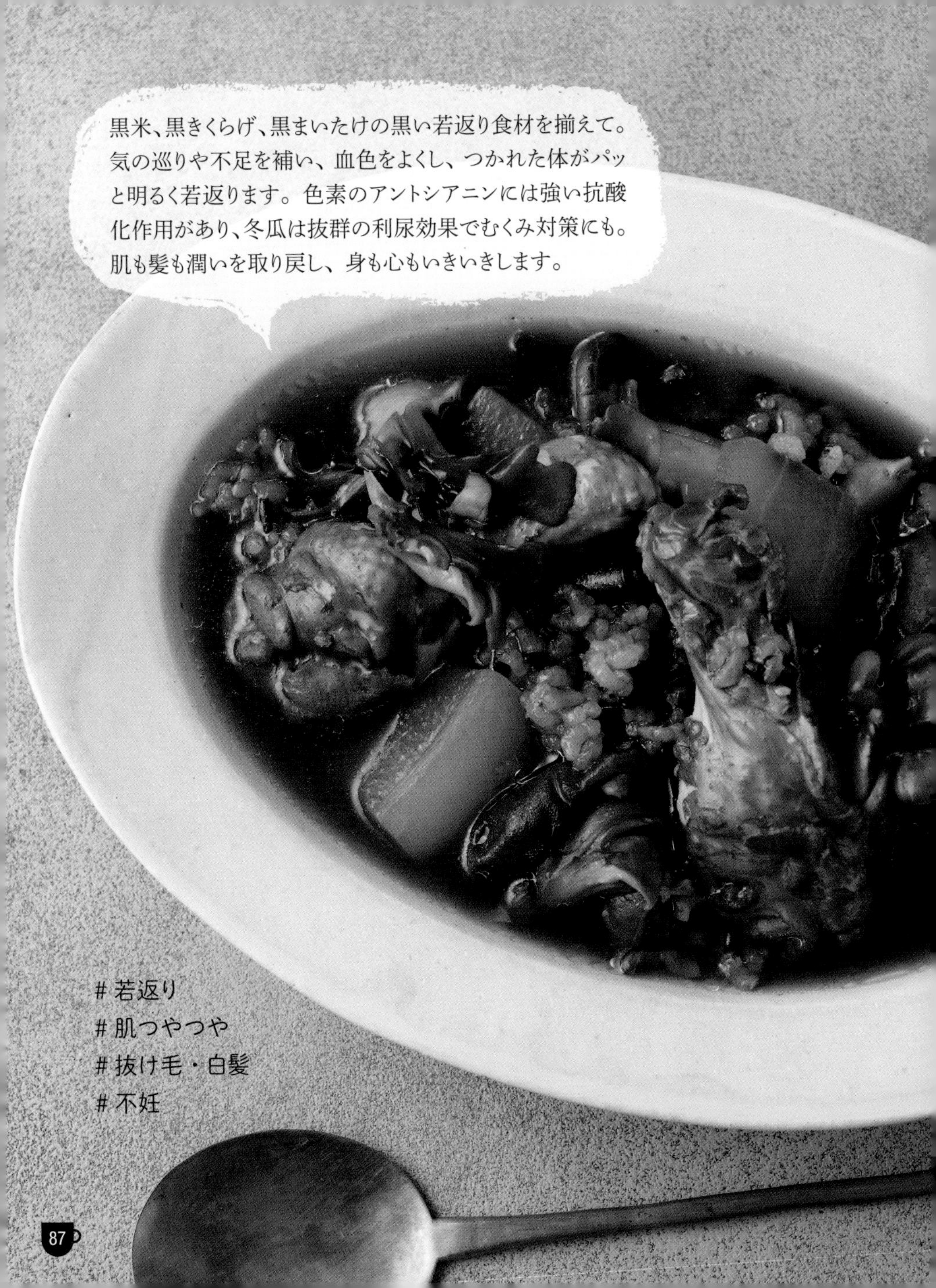

黒米、黒きくらげ、黒まいたけの黒い若返り食材を揃えて。気の巡りや不足を補い、血色をよくし、つかれた体がパッと明るく若返ります。色素のアントシアニンには強い抗酸化作用があり、冬瓜は抜群の利尿効果でむくみ対策にも。肌も髪も潤いを取り戻し、身も心もいきいきします。

#若返り
#肌つやつや
#抜け毛・白髪
#不妊

キノコたっぷり白い麻婆スープ

夜ぐっすり眠れて
乾燥肌も髪も内側から潤う

材料（2人分）

オリーブオイル…ひと回し
豚ひき肉…100g
しょうが…1/2 片　細切り
にんにく…1/2 片　粗みじん切り
乾燥赤唐辛子…1 本　3 等分に切る
れんこん…50g　いちょう切り
長ねぎ…1/2 本　粗みじん切り
まいたけ…80g　ざく切り
黒きくらげ（生、または乾燥を戻す）…4枚　ひと口大に切る
昆布だし（P.46）…300㎖
木綿豆腐（なければ絹でも）…100g
天日塩…小さじ 1/2
白味噌…小さじ 1
片栗粉…小さじ 1.5～2を同量の水で溶く

1　フライパンにオリーブオイルをなじませ、ひき肉を入れて、出てくる脂が透明になるまで炒める。さらに、しょうが、にんにく、唐辛子、れんこん、ねぎ、まいたけ、きくらげを順に加えて炒める。

2　昆布だしを注ぎ、豆腐をちぎりながら加えて軽く煮る。

3　塩を加え、白味噌を溶き入れ、水溶き片栗粉でとろみをつける。

＃不眠　＃ホルモンバランス　＃冷え　＃シワ・乾燥

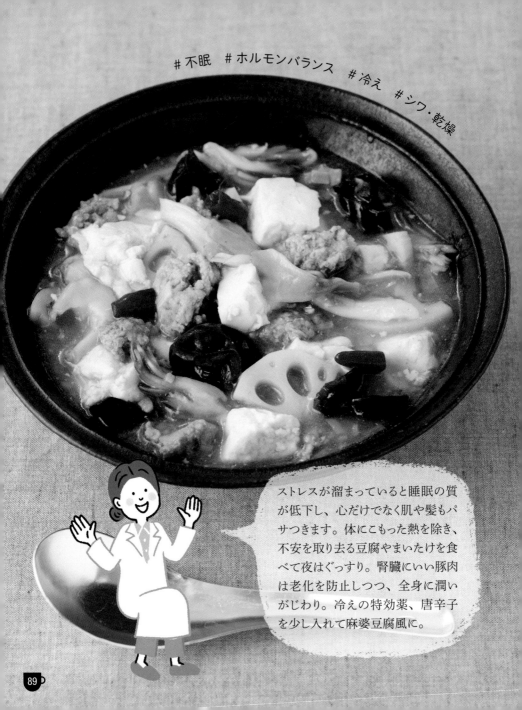

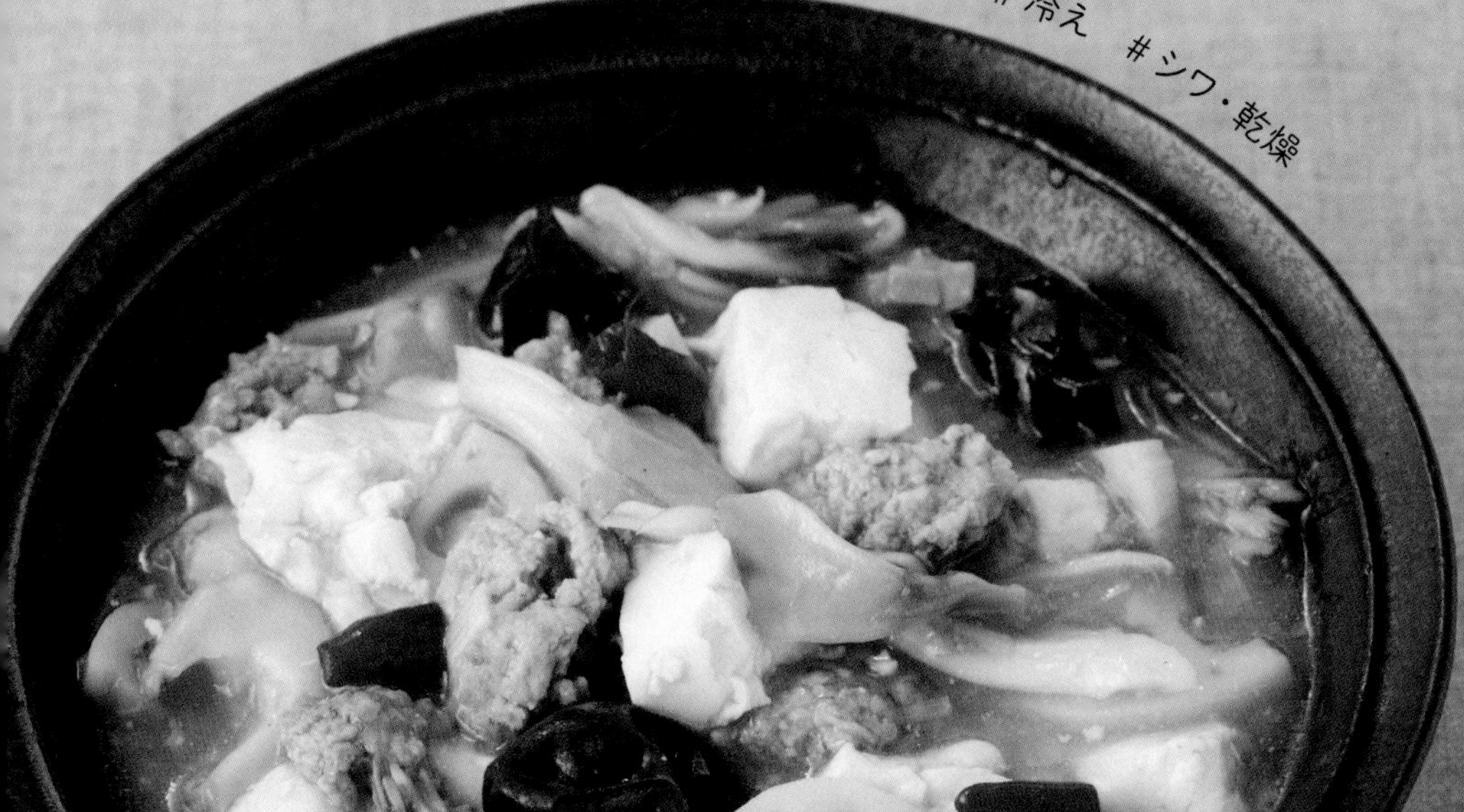

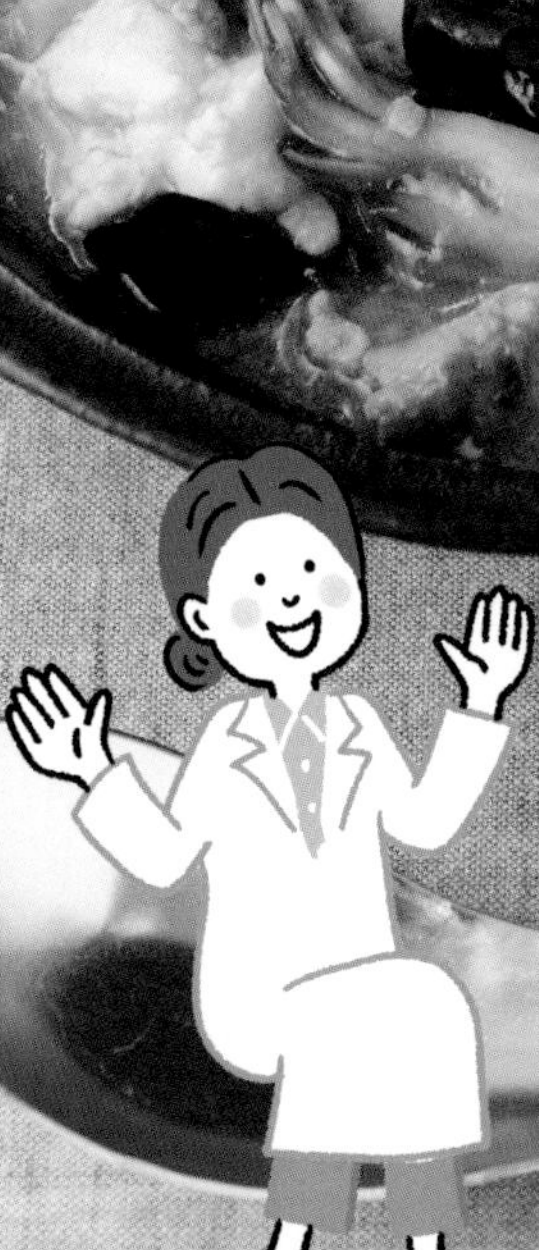

ストレスが溜まっていると睡眠の質が低下し、心だけでなく肌や髪もパサつきます。体にこもった熱を除き、不安を取り去る豆腐やまいたけを食べて夜はぐっすり。腎臓にいい豚肉は老化を防止しつつ、全身に潤いがじわり。冷えの特効薬、唐辛子を少し入れて麻婆豆腐風に。

サバと夏野菜のイタリアンスープ

シミを作らせない夏の美白パワー食材で
たるみを引き締めて胃腸も元気に

材料
（2人分）

にんにく…1片 粗みじん切り
しょうが…少々 粗みじん切り
なす…1本 ひと口大
玉ねぎ…1/2 個 繊維に沿って細切り
まいたけ…80g ほぐす
サバの水煮（汁ごと）…1缶
トマト…1個 ざく切り
天日塩…小さじ 1
こしょう…少々
オリーブオイル…ひと回し
トマトまたは野菜ジュース…100mℓ
グリーンアスパラガス…2本 根元の皮をむいて長さ 5cmに切る

1 鍋にアスパラガス以外の材料をすべて入れ、ふたをして 10 分ほど煮る。

2 アスパラガスを加え、軽く煮る。

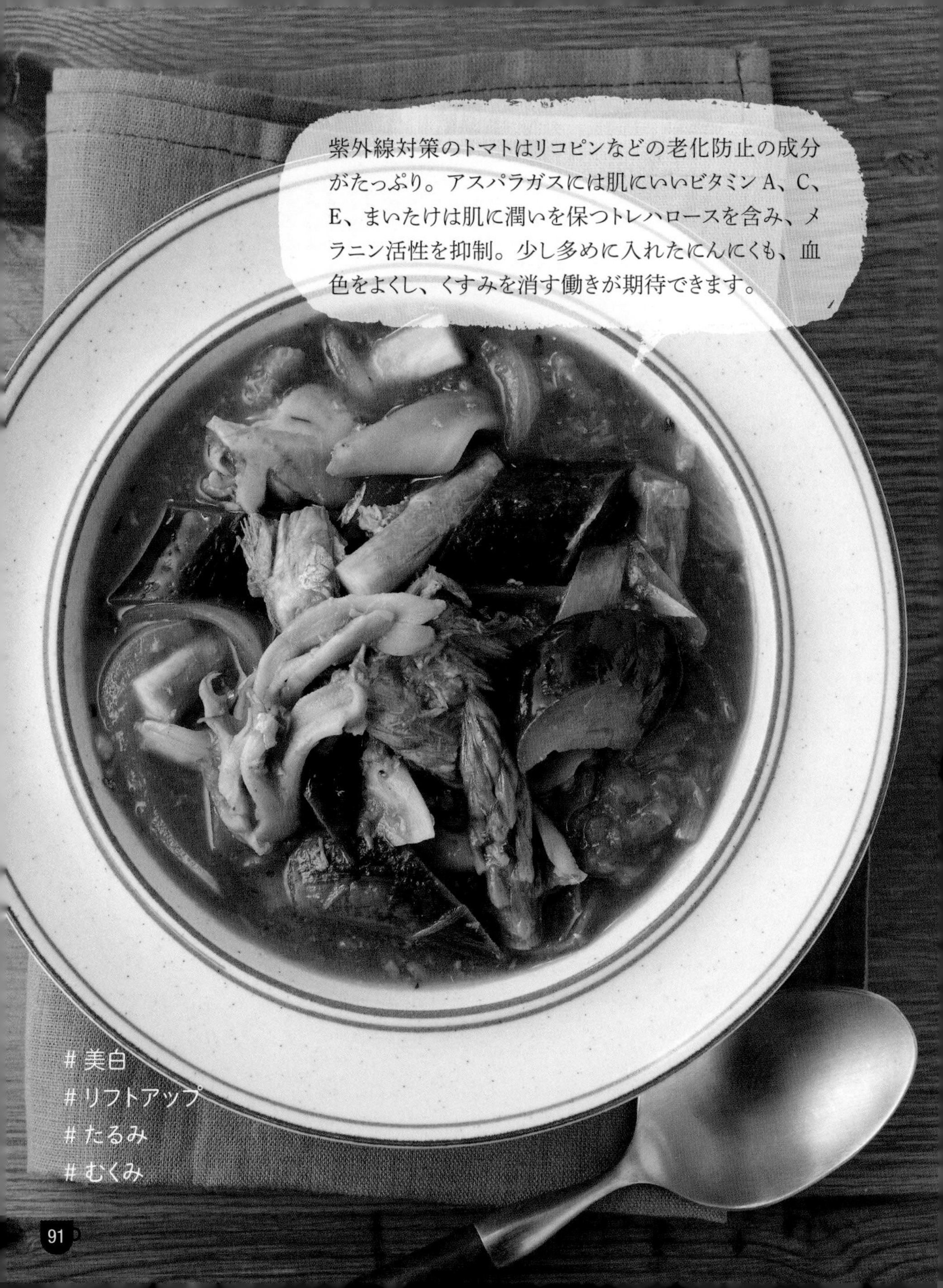

紫外線対策のトマトはリコピンなどの老化防止の成分がたっぷり。アスパラガスには肌にいいビタミンA、C、E、まいたけは肌に潤いを保つトレハロースを含み、メラニン活性を抑制。少し多めに入れたにんにくも、血色をよくし、くすみを消す働きが期待できます。

美白
リフトアップ
たるみ
むくみ

なめことわかめのさっぱりスープ

食前に飲んで血糖値の急上昇を防ぐ
コレステロールも吸着して体の外へ

材料
（2人分）

水…400mℓ
なめこ…100g
塩昆布…ひとつかみ
オクラ…3 本 板ずりして幅 1cmに切る
わかめ（生、または乾燥を戻す）…30g ひと口大
天日塩…小さじ 1/2

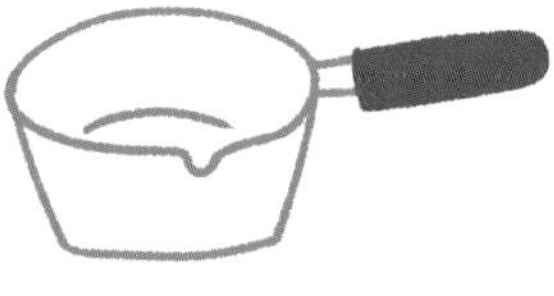

1 フライパンに、水、なめこ、塩昆布を入れて軽く煮る。
2 オクラ、わかめ、塩を加えて軽く煮る。

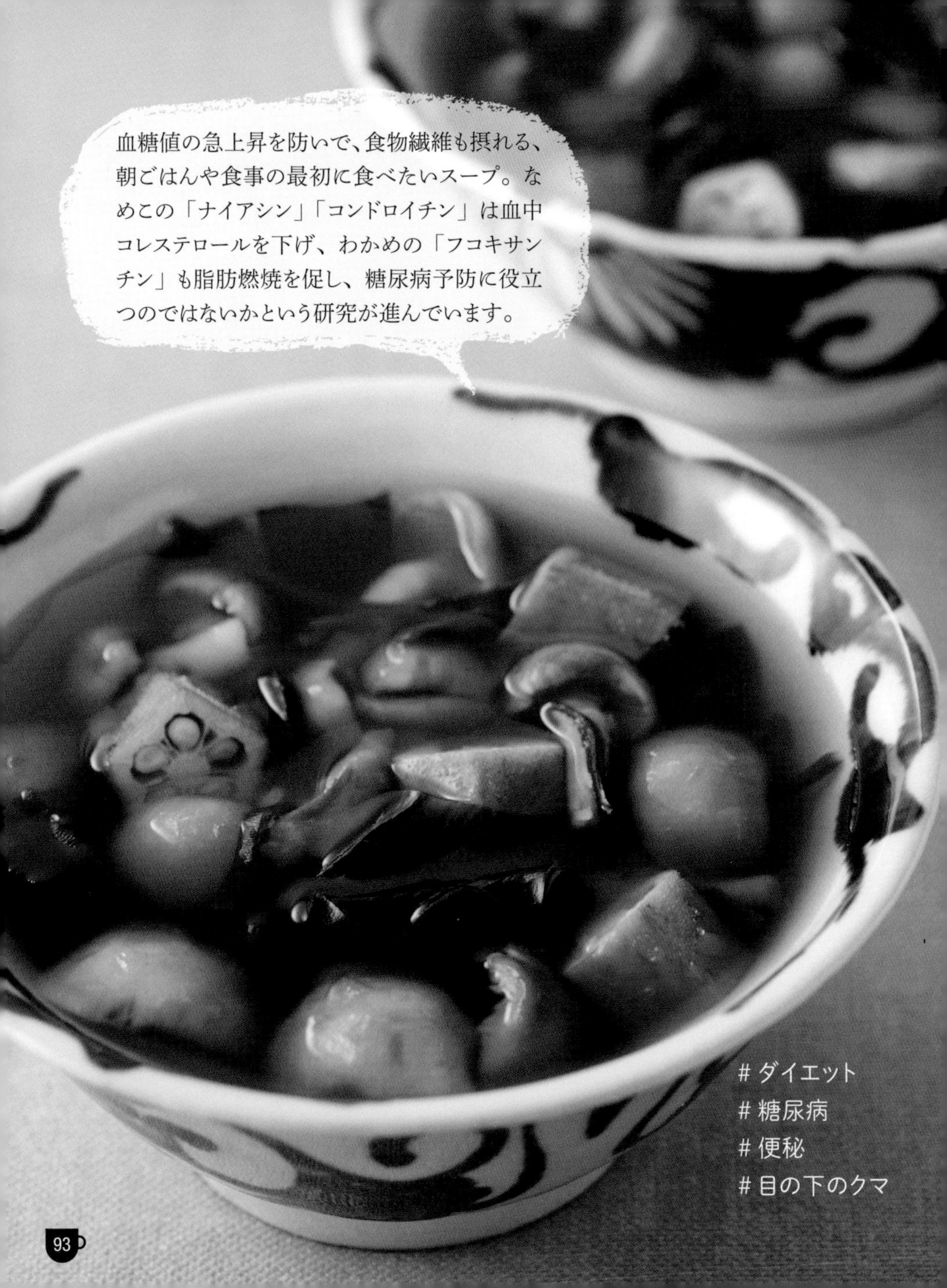

血糖値の急上昇を防いで、食物繊維も摂れる、朝ごはんや食事の最初に食べたいスープ。なめこの「ナイアシン」「コンドロイチン」は血中コレステロールを下げ、わかめの「フコキサンチン」も脂肪燃焼を促し、糖尿病予防に役立つのではないかという研究が進んでいます。

＃ダイエット
＃糖尿病
＃便秘
＃目の下のクマ

黒豆と黒米の食べるスープ

黒いアンチエイジング食材を集めて作る
一生老けない極秘レシピ

材料（2人分）

黒米…大さじ１
昆布だし（P.46）…400mℓ
天日塩…小さじ1/2
みりん…小さじ１
蒸し黒豆…１袋（64g）
黒きくらげ（生、または乾燥を戻す）…１枚　角切り
黒すりごま…大さじ１
白味噌…小さじ１
長いも…好みの量　すりおろす

1. フライパンに、黒米を入れてさっと煎り、昆布だし、塩、みりんを入れ、ふたをして軽く煮る。
2. 黒豆、きくらげ、すりごまを加え、ふたをして20分ほど煮る。火を止めて20分ほど蒸らす。
3. 白味噌を溶かし入れる。好みで長いものすりおろしを混ぜる。

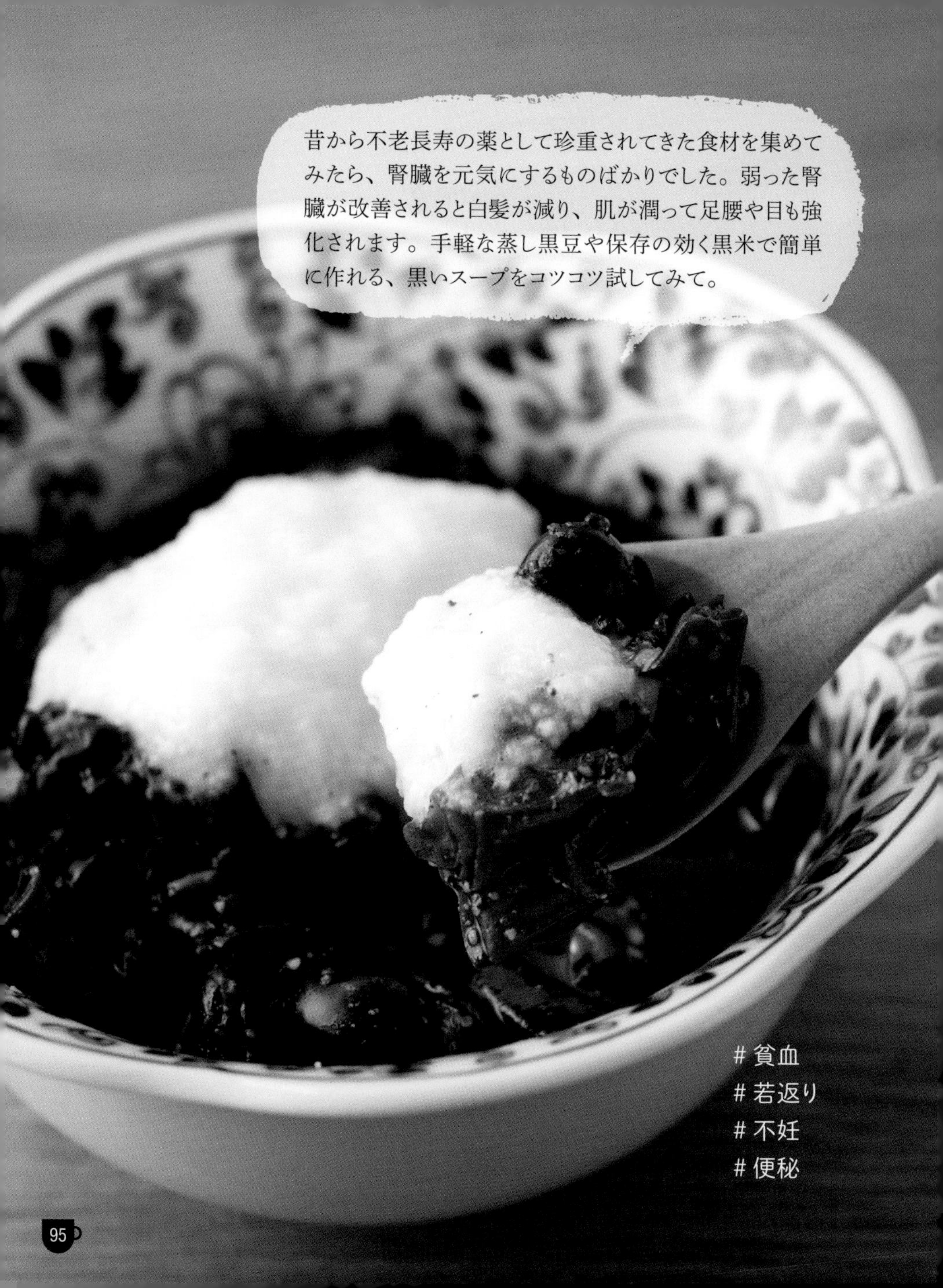

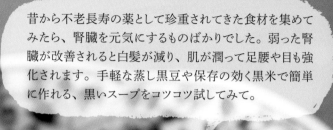

昔から不老長寿の薬として珍重されてきた食材を集めてみたら、腎臓を元気にするものばかりでした。弱った腎臓が改善されると白髪が減り、肌が潤って足腰や目も強化されます。手軽な蒸し黒豆や保存の効く黒米で簡単に作れる、黒いスープをコツコツ試してみて。

＃貧血
＃若返り
＃不妊
＃便秘

パセリとにんじんのさわやかスープ

血を増やして肌も腸もピカピカに！
全身の血液をきれいにします

材料（2人分）

昆布だし（P.46）…300mℓ
玉ねぎ…1/4 個 みじん切り
黒きくらげ（生、または乾燥を戻す）…1 枚 粗みじん切り
にんじん…1/2 本 すりおろす
天日塩…小さじ 1/2
こしょう…少々
オリーブオイル…ひと回し
パセリ…1 束 みじん切り

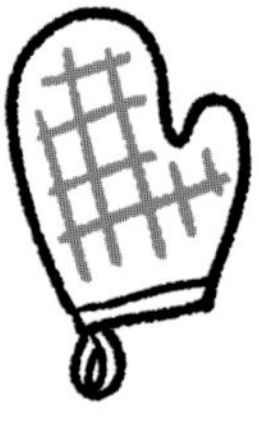

1 フライパンに昆布だしを入れて、玉ねぎ、きくらげ、にんじんを入れて軽く煮る。

2 塩、こしょう、オリーブオイル、パセリを入れて軽く煮る。

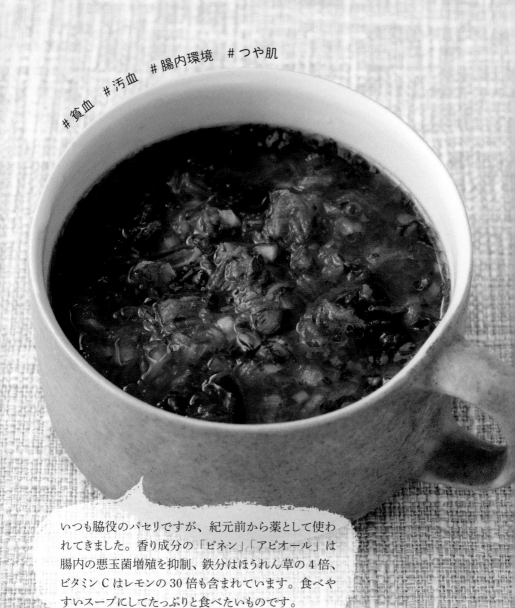

#貧血　#汚血　#腸内環境　#つや肌

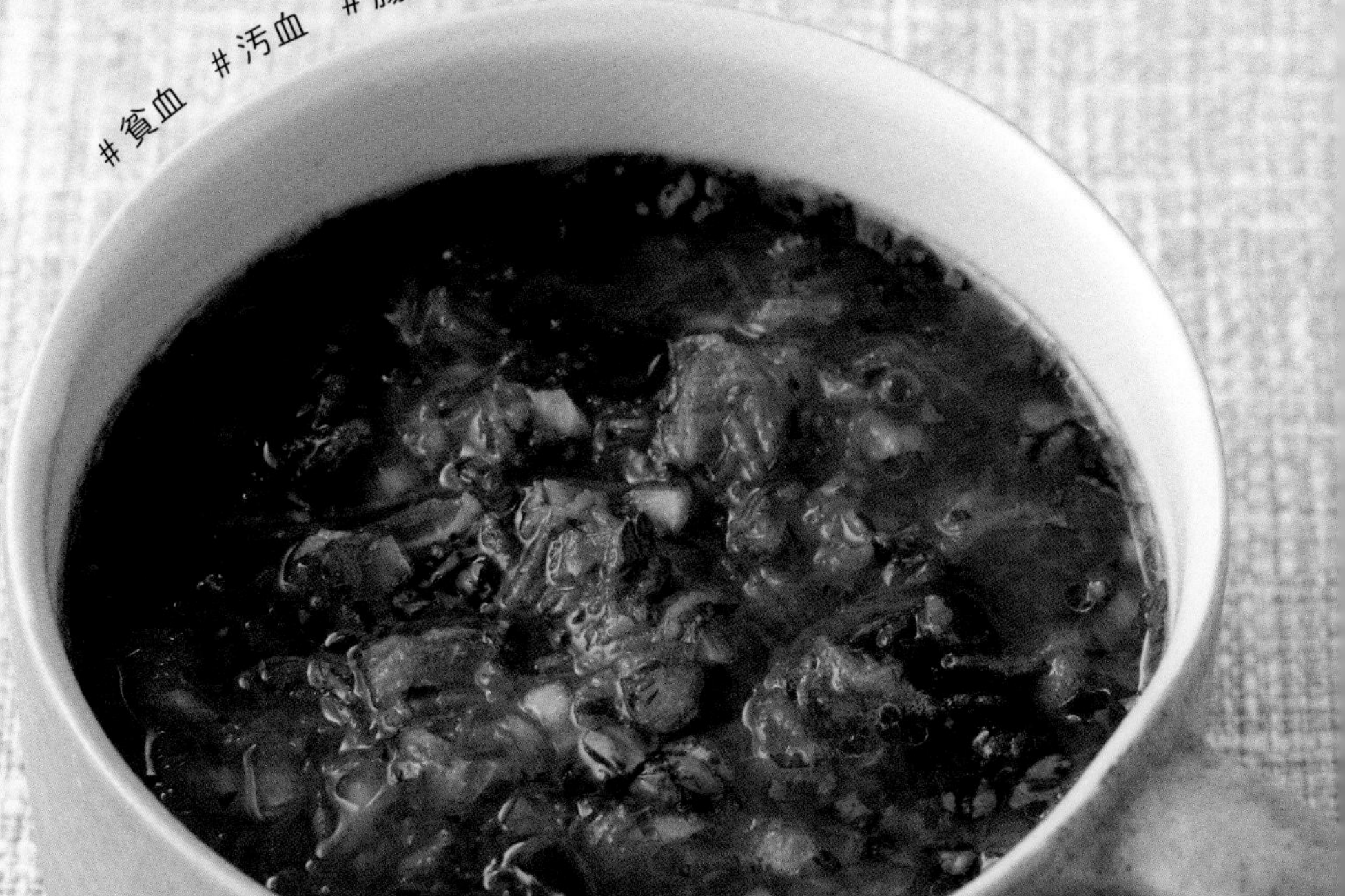

いつも脇役のパセリですが、紀元前から薬として使われてきました。香り成分の「ピネン」「アピオール」は腸内の悪玉菌増殖を抑制、鉄分はほうれん草の 4 倍、ビタミン C はレモンの 30 倍も含まれています。食べやすいスープにしてたっぷりと食べたいものです。

長いもと大根おろしのトマトスープ

シミにも中性脂肪にも強烈アプローチ
美容のために飲むならこれ

材料（2人分）

トマトジュース（無塩）…400mℓ
オリーブオイル…ひと回し
天日塩…小さじ1/2
こしょう…少々
長いも…5～6㎝　すりおろす
大根…3㎝　すりおろす

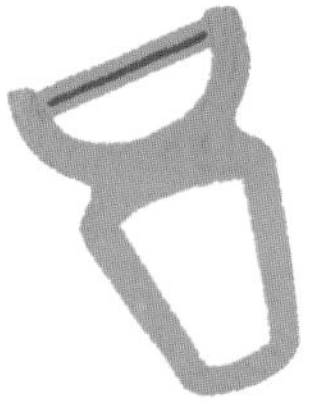

1 フライパンにトマトジュース、オリーブオイル、塩、こしょうを入れ、ひと煮立ちさせて冷ます。

2 長いもと大根を混ぜる。

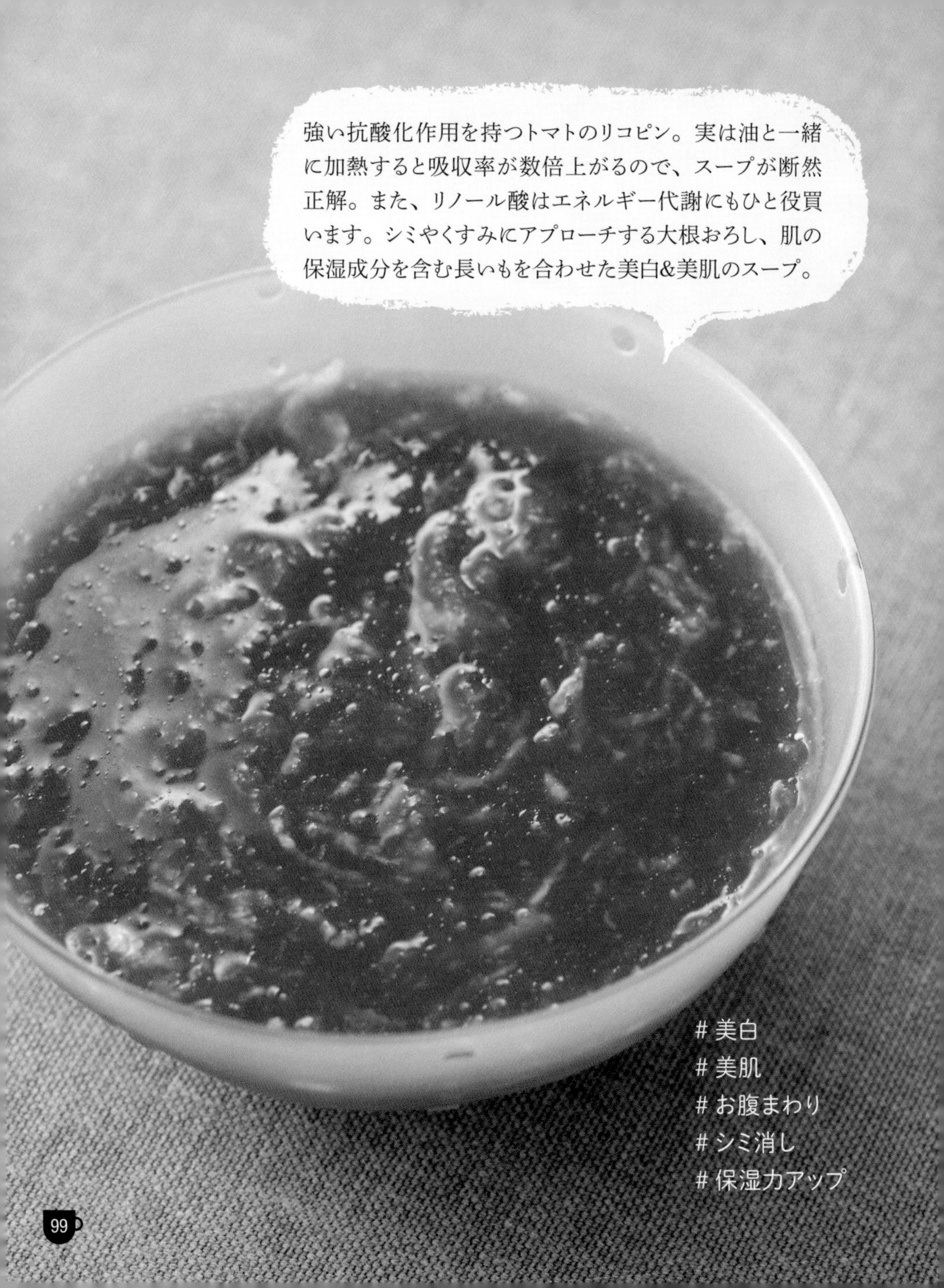

強い抗酸化作用を持つトマトのリコピン。実は油と一緒に加熱すると吸収率が数倍上がるので、スープが断然正解。また、リノール酸はエネルギー代謝にもひと役買います。シミやくすみにアプローチする大根おろし、肌の保湿成分を含む長いもを合わせた美白&美肌のスープ。

美白
美肌
お腹まわり
シミ消し
保湿力アップ

アボカドと黒ごまのデザートスープ

栄養価の高い若返り果実で
気力も血流も巡らせ肌も髪もツヤツヤに

材料（2人分）

黒ごまペースト…大さじ2
カシスジャム（できれば無糖）…大さじ1
無調整豆乳…200㎖
天日塩…少々
アボカド…1個 皮と種を除いて縦半分に切る

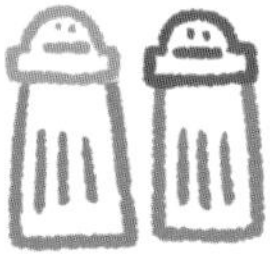

1 鍋に黒ごまペースト、カシスジャムを入れ、豆乳を少しずつ加えて溶き、天日塩を加える。

2 アボカドを600wの電子レンジで30秒ほどあたため、つぶす。塩を加えて混ぜる。

3 器に1を注ぎ入れ、中央に2を入れ、溶きながら食べる。

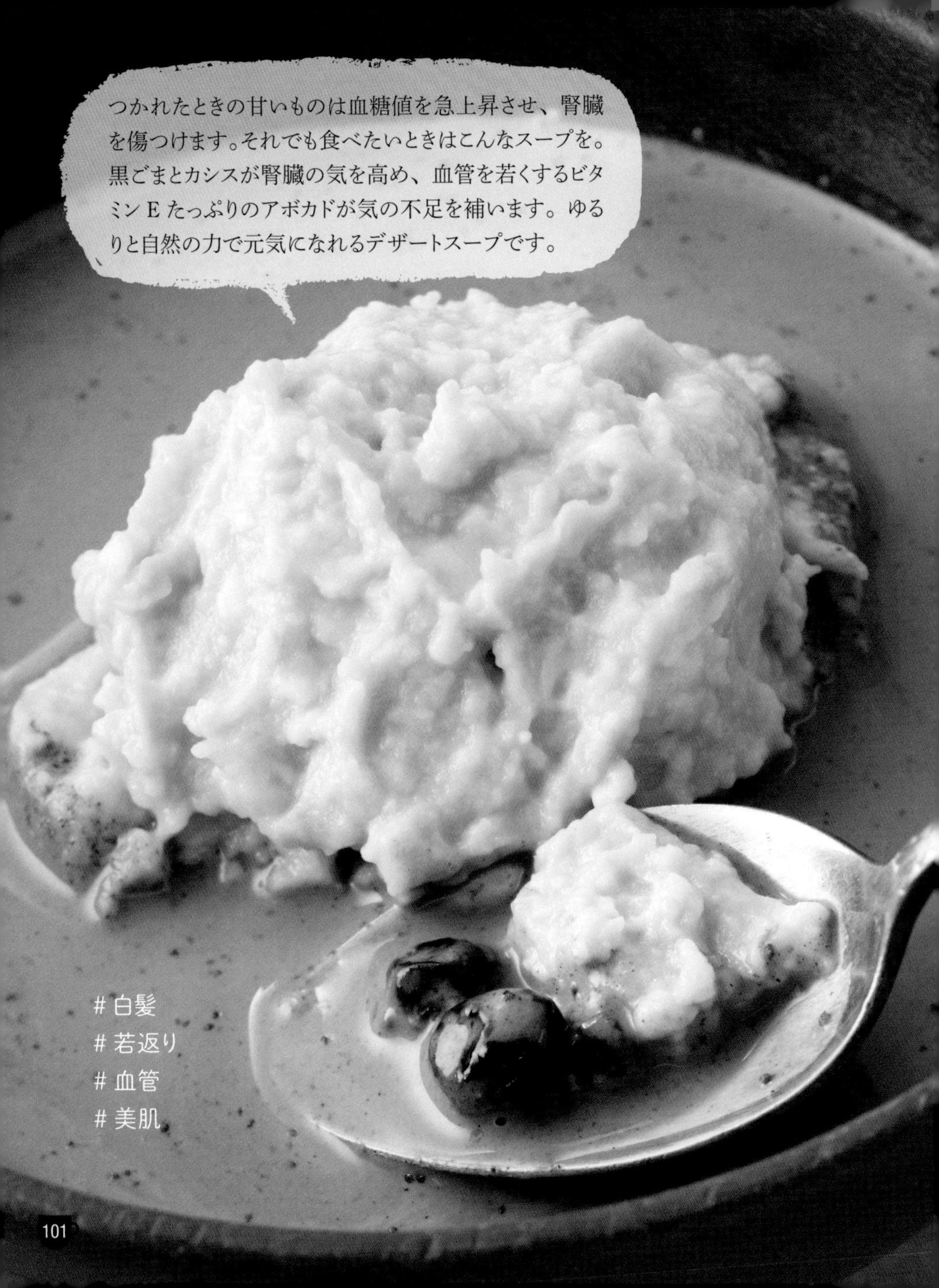

つかれたときの甘いものは血糖値を急上昇させ、腎臓を傷つけます。それでも食べたいときはこんなスープを。黒ごまとカシスが腎臓の気を高め、血管を若くするビタミンＥたっぷりのアボカドが気の不足を補います。ゆるりと自然の力で元気になれるデザートスープです。

＃白髪
＃若返り
＃血管
＃美肌

COLUMN

それ、合ってる？ 美容と健康のための生活習慣

Q 健康のために朝はスムージーを飲んでいますがあまり効果が出ません。どうしたらいいですか？

A 私の患者さんで手足が冷えてしかたないという方がいて、食生活を聞いてみたら、毎朝スムージーを飲んでいました。生野菜や果物のスムージーは体を冷やすので、やめるか、飲んだ後に白湯を飲みましょう。または、温かい野菜スープやポタージュに替えるのも栄養が摂れるのでおすすめです。

Q 糖質オフのダイエットはOKですか？

A 糖質は脳のエネルギー。完全に断ってしまうと頭がぼんやりして、仕事や勉強の効率が下がりますし、病気の原因にもなりかねません。3食の糖質を抜くより、食事以外の甘いものをやめるが正解。たまにおやつを食べた日は夕食を野菜スープ主体にするなどしてバランスを取ります。スープで栄養が摂れたら必要以上に甘いものを求めなくなりますよ。

Q 腎臓が悪く、冷えは禁物。半身浴でじっくり体を温めています。毎日続けたほうがいいですか？

A お風呂は毎日浸かるほうが、冷えや、リラックスして自律神経にもいいですし、水圧のマッサージ効果で血流改善になり腎臓の負担も軽減します。ただし、長風呂やサウナは体力を消耗させ余計な汗をかくので腎臓の負担になります。腎臓が弱い人は、実は5分くらいの入浴で十分なんです。

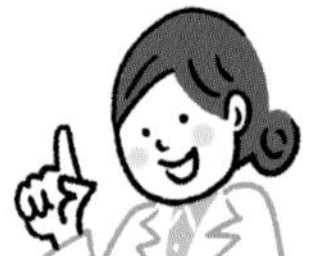

PART 5

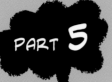

睡眠・精神安定のスープ

睡眠の質を高めて、
体内時計を整える

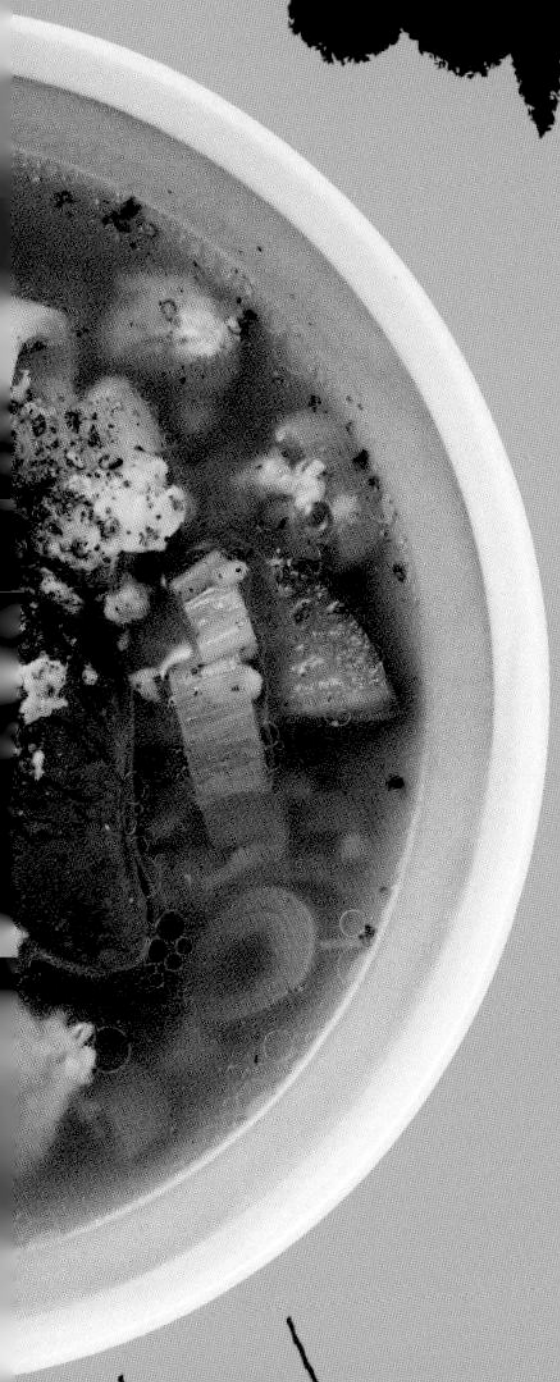

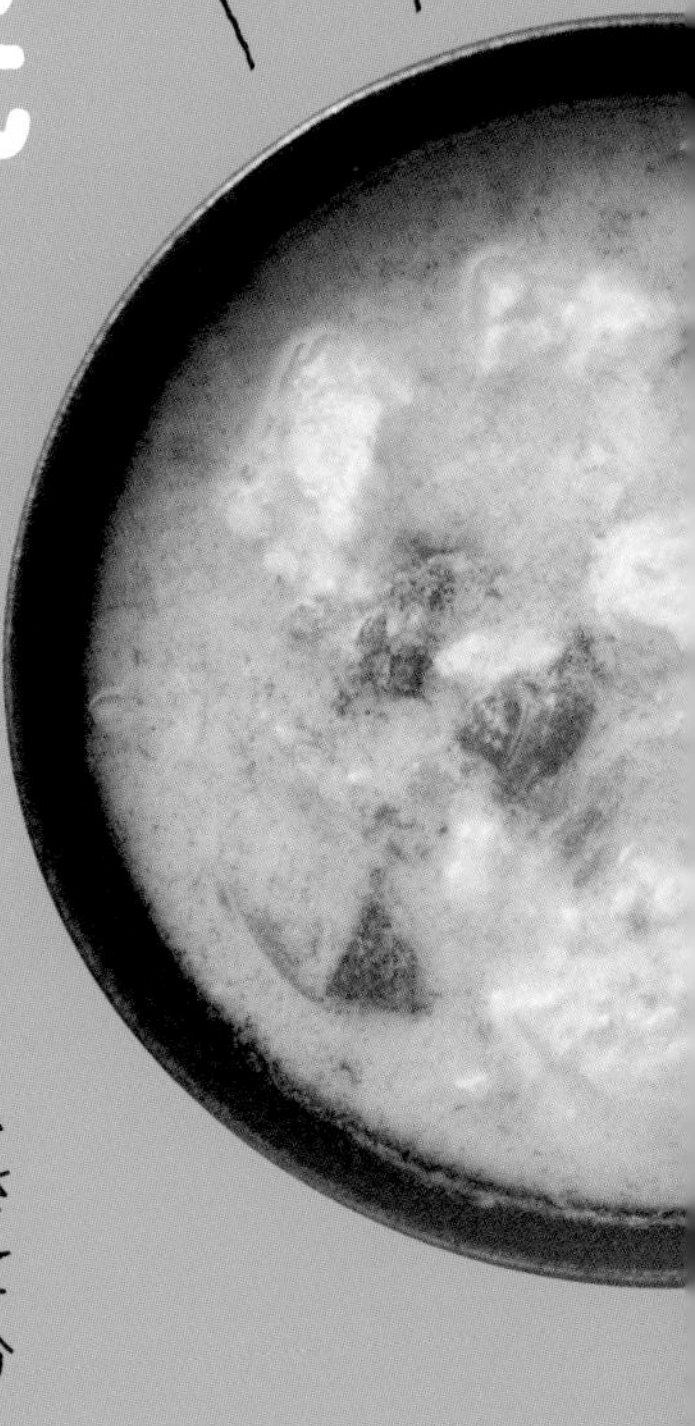

弱った肝臓を回復させて
自律神経が整い血管もリラックス

忙しい１日を終えたころには、体だけでなく心もおつかれさま。抗ストレス作用を持っていたり、安眠につながる成分を持つ食材を主役にして、心が穏やかになるスープを作りましょう。睡眠の質が上がり翌日から頑張れます。

豆腐とかぶのまろやかスープ

気血の巡りが悪くて
いつもイライラしている人へ

材料
（2人分）

オリーブオイル…ひと回し
絹豆腐…100g
にんにく、しょうが…各少々　各粗みじん切り
かぶ…1個　実は皮をむいてひと口大、葉は幅2㎝
里いも…3個　皮付きのまま節を除いて2等分
水…400㎖
にんじん…1/2本　縦半分に切って斜め薄切り
こんにゃく…50g　スプーンでちぎる
味噌…大さじ1
酒粕…好みで20g
天日塩…小さじ1/2
醤油…少々
しいたけ…3個　縦半分に切る

1 フライパンにオリーブオイルを熱し、豆腐の両面を焼きつける。へらでひと口大に切り分け、全面を焼いていったん取り出す。

2 1のフライパンににんにく、しょうが、かぶの実、里いもを入れて軽く炒める。水を注ぎ、にんじん、こんにゃくを加え、1の豆腐を戻す。

3 沸騰したら、味噌と酒粕を溶き入れ、塩、醤油、しいたけを加え、とろみが出るまで中火で15分ほど煮る。仕上げにかぶの葉を入れ、しんなりしたら完成。

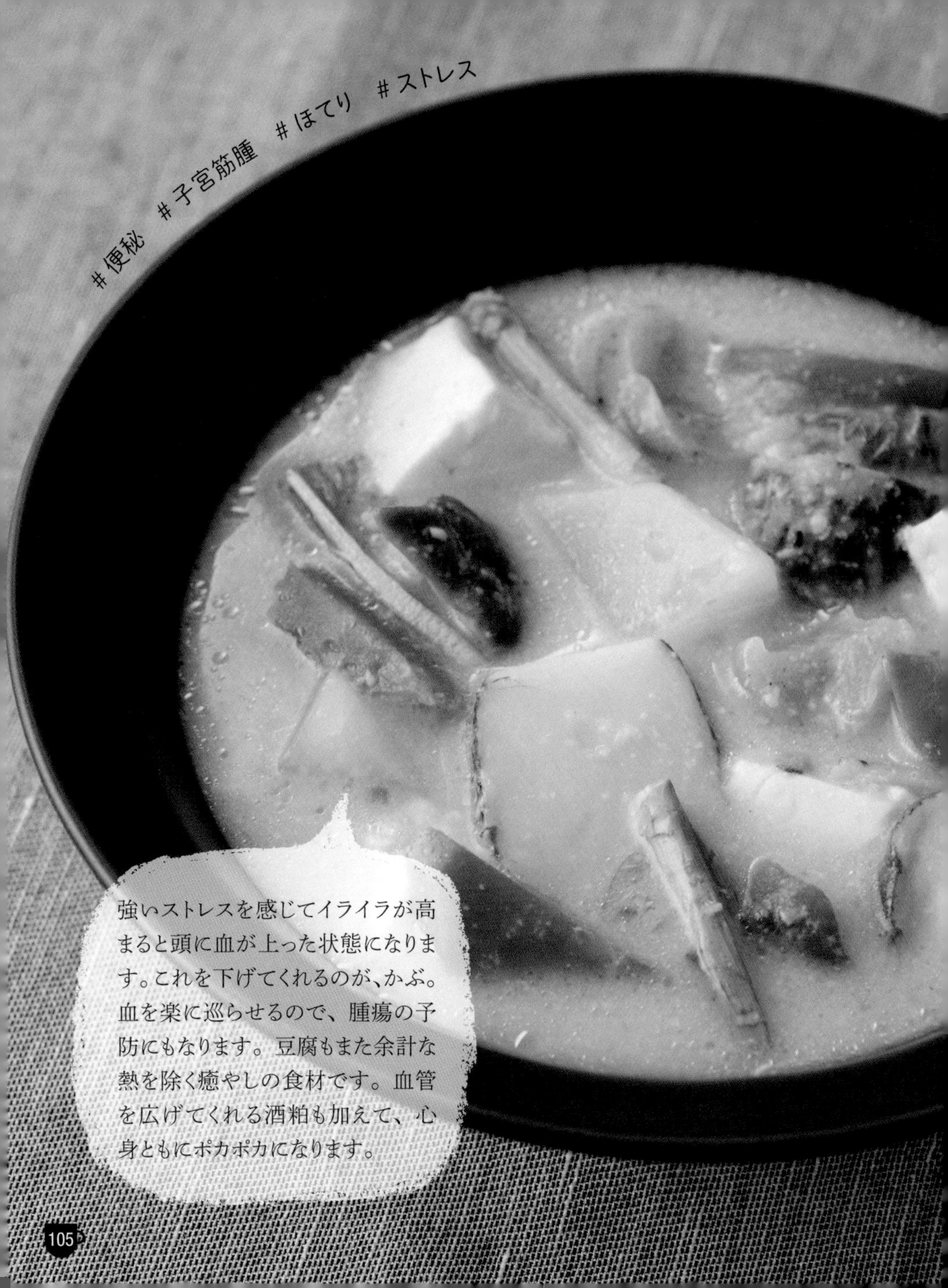

＃便秘　＃子宮筋腫　＃ほてり　＃ストレス

強いストレスを感じてイライラが高まると頭に血が上った状態になります。これを下げてくれるのが、かぶ。血を楽に巡らせるので、腫瘍の予防にもなります。豆腐もまた余計な熱を除く癒やしの食材です。血管を広げてくれる酒粕も加えて、心身ともにポカポカになります。

なすと鶏ひき肉のスープ

弱った肝臓を回復させて
自律神経が整い血管もリラックス

材料
(2人分)

オリーブオイル…ひと回し
鶏むねひき肉…100g
なす…1本 ひと口大
長ねぎ…1/2 本 小口切り
しょうが…1/2 片 細切り
にんにく…1/2 片 薄切り
水…400mℓ
天日塩…小さじ 1/2
酒、醤油…各大さじ 1/2

1 フライパンにオリーブオイルをなじませ、温度が低いうちに鶏ひき肉を入れ、色が変わるまで炒める。

2 なす、ねぎ、しょうが、にんにくを順に加えて炒める。

3 水を注ぎ、塩、酒、醤油を加えて、ふたをして 10 分ほど煮る。

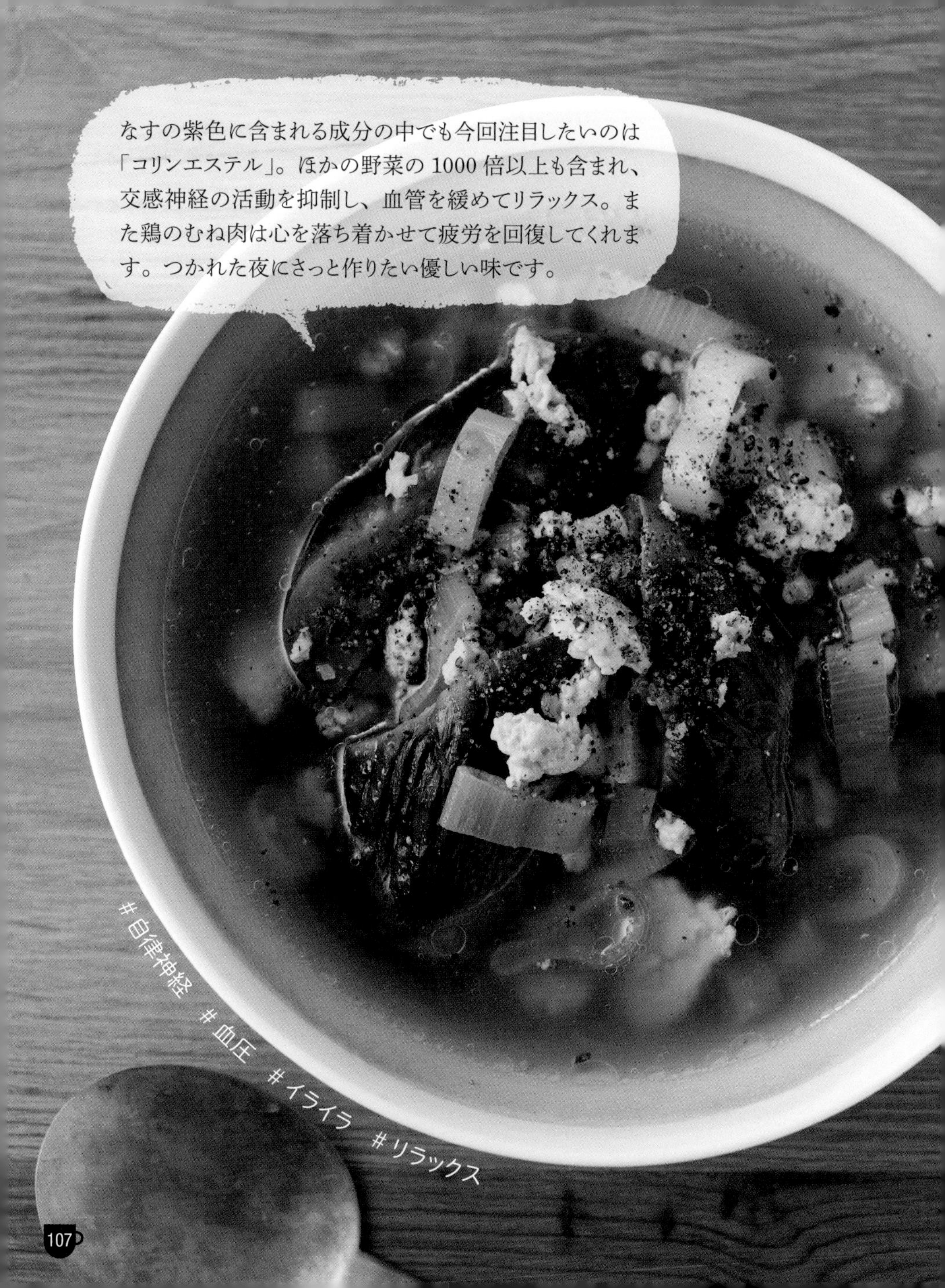

なすの紫色に含まれる成分の中でも今回注目したいのは「コリンエステル」。ほかの野菜の1000倍以上も含まれ、交感神経の活動を抑制し、血管を緩めてリラックス。また鶏のむね肉は心を落ち着かせて疲労を回復してくれます。つかれた夜にさっと作りたい優しい味です。

自律神経　# 血圧　# イライラ　# リラックス

ゴーヤとキムチのチゲスープ

抗ガン作用をもつ夏野菜の苦みが
夏のつかれた体を冷まして癒やす

材料
(2人分)

オリーブオイル…ひと回し
にんにく…少々 粗みじん切り
しょうが…少々 細切り
合いびき肉…50g
にんじん…1/2 本 短冊切り
ゴーヤ…1/2 本 種を除きワタごと半月切り
水…400mℓ
じゃがいも…2個 皮をむいてひと口大に切る
しめじ…80g ほぐす
キムチ…50g ひと口大に切る
天日塩…小さじ 1/2
白味噌…大さじ 1/2

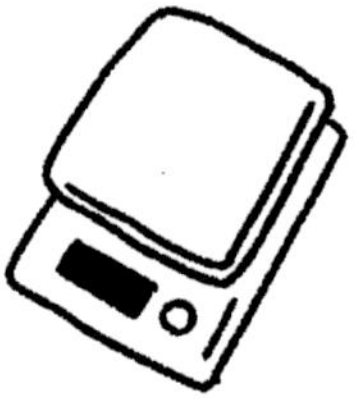

1 フライパンにオリーブオイルをなじませ、にんにくとしょうがを軽く炒め、ひき肉を入れて炒める。にんじんとゴーヤも加えてさらに炒める。

2 水を注ぎ、じゃがいも、しめじを入れ、ふたをして軽く煮る。

3 キムチと塩を加えて、5分ほど煮る。仕上げに白味噌を溶き入れる。

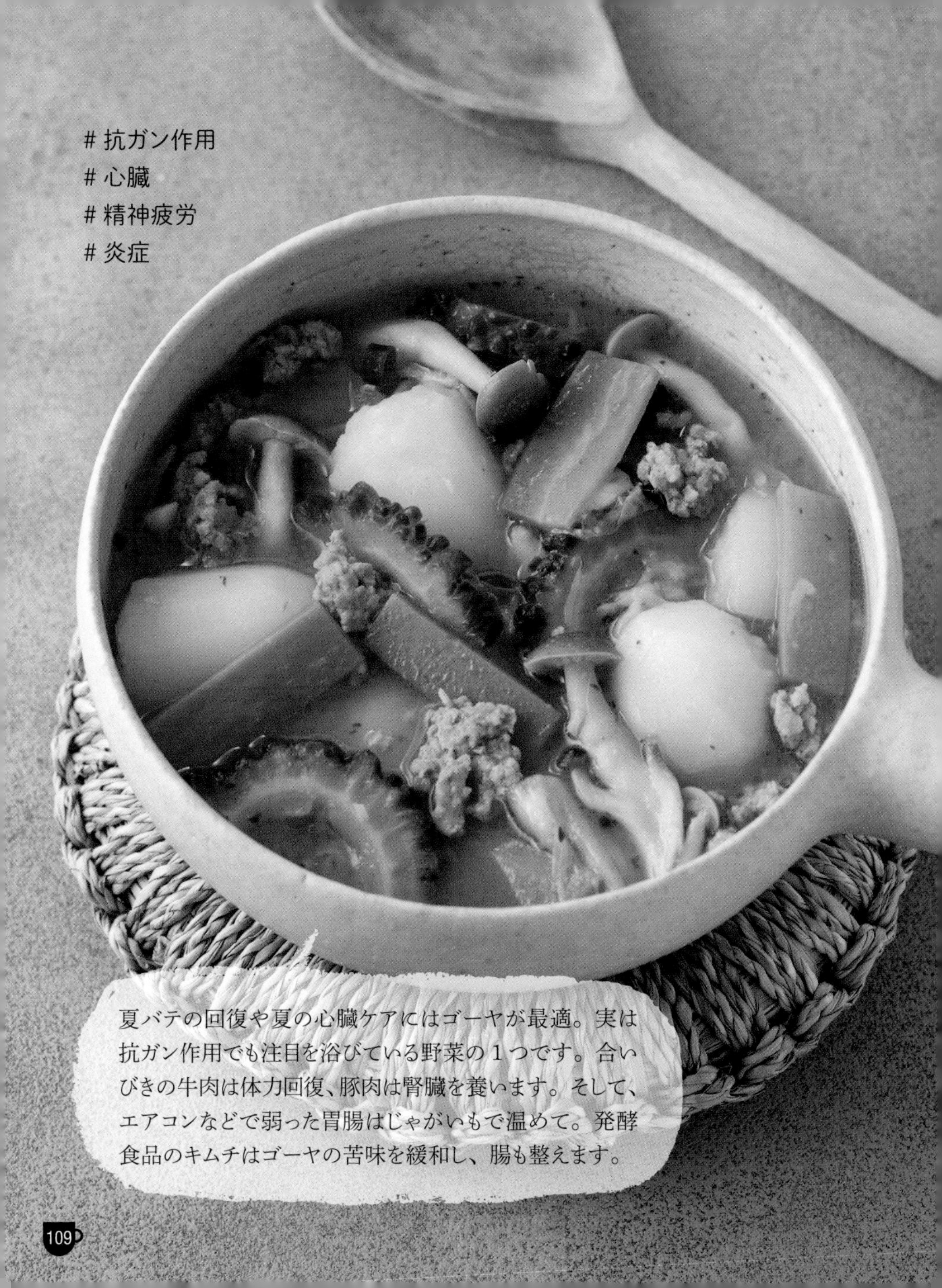

抗ガン作用
心臓
精神疲労
炎症

夏バテの回復や夏の心臓ケアにはゴーヤが最適。実は抗ガン作用でも注目を浴びている野菜の１つです。合いびきの牛肉は体力回復、豚肉は腎臓を養います。そして、エアコンなどで弱った胃腸はじゃがいもで温めて。発酵食品のキムチはゴーヤの苦味を緩和し、腸も整えます。

トマトと豆腐の味噌豆乳スープ

睡眠の質を高めて、体内時計を整える
夜はぐっすり！　朝スッキリ！

材料
（2人分）

昆布だし（P.46）…300mℓ
しょうが…小さじ 1/2 すりおろし
玉ねぎ…1/2 個 繊維に沿って薄切り
豆腐…1/2 丁 くずす
トマト…1個 ひと口大に切る
かつおぶし…1 パック
天日塩…小さじ 1/2
味噌…大さじ 1/2
無調整豆乳…200mℓ
オリーブオイル…仕上げ用

1 フライパンに昆布だしを入れて火にかけ、しょうがと玉ねぎを入れて軽く煮る。

2 豆腐、トマト、かつおぶし、塩を入れて5分ほど煮る。

3 味噌を溶き、豆乳を混ぜる。仕上げにオリーブオイルを加える。

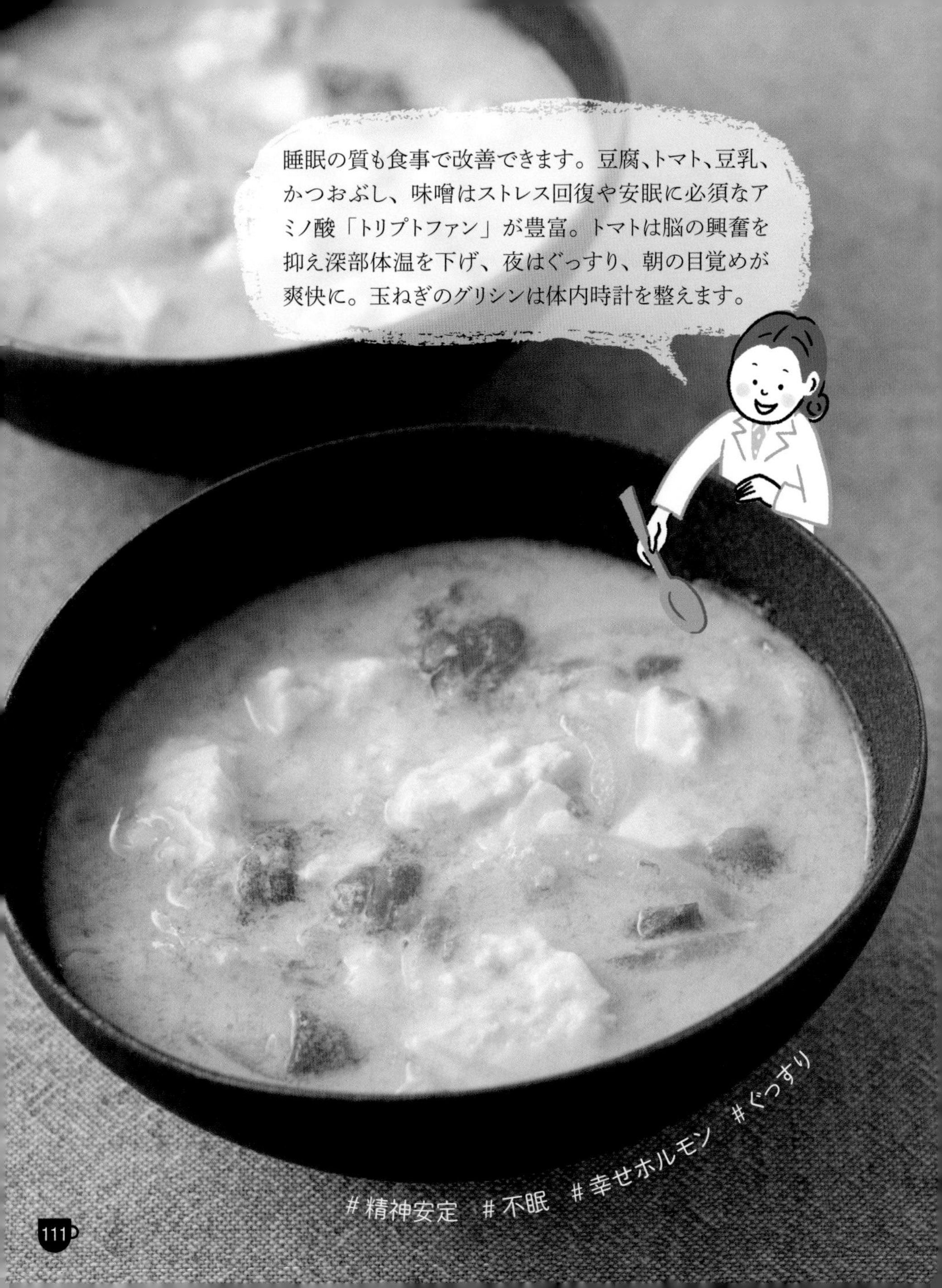

睡眠の質も食事で改善できます。豆腐、トマト、豆乳、かつおぶし、味噌はストレス回復や安眠に必須なアミノ酸「トリプトファン」が豊富。トマトは脳の興奮を抑え深部体温を下げ、夜はぐっすり、朝の目覚めが爽快に。玉ねぎのグリシンは体内時計を整えます。

#精神安定　#不眠　#幸せホルモン　#ぐっすり

ツナとセロリの濃厚豆乳スープ

ストレスホルモンを撃退して心がほぐれる
イライラ頭痛を軽減

材料（2人分）

オリーブオイル…ひと回し
セロリ…1束　茎は小口切り、葉はざく切り
大豆の水煮…1パック（170g）
ツナの水煮…1パック（60g）
天日塩…小さじ 1/2
こしょう…少々
えのきだけ…80g　3 等分に切る
水…150mℓ
味噌…小さじ 1
無調整豆乳…200mℓ
オリーブオイル…仕上げ用

1 フライパンにオリーブオイルをなじませ、セロリの茎を炒める。大豆とツナをともに汁ごと入れ、炒め煮にする。

2 塩、こしょう、セロリの葉を加え、さらにえのきを加えてしんなりするまで炒める。

3 水を注いで軽く煮る。味噌を溶き、豆乳を加え、仕上げ用のオリーブオイルを加える。

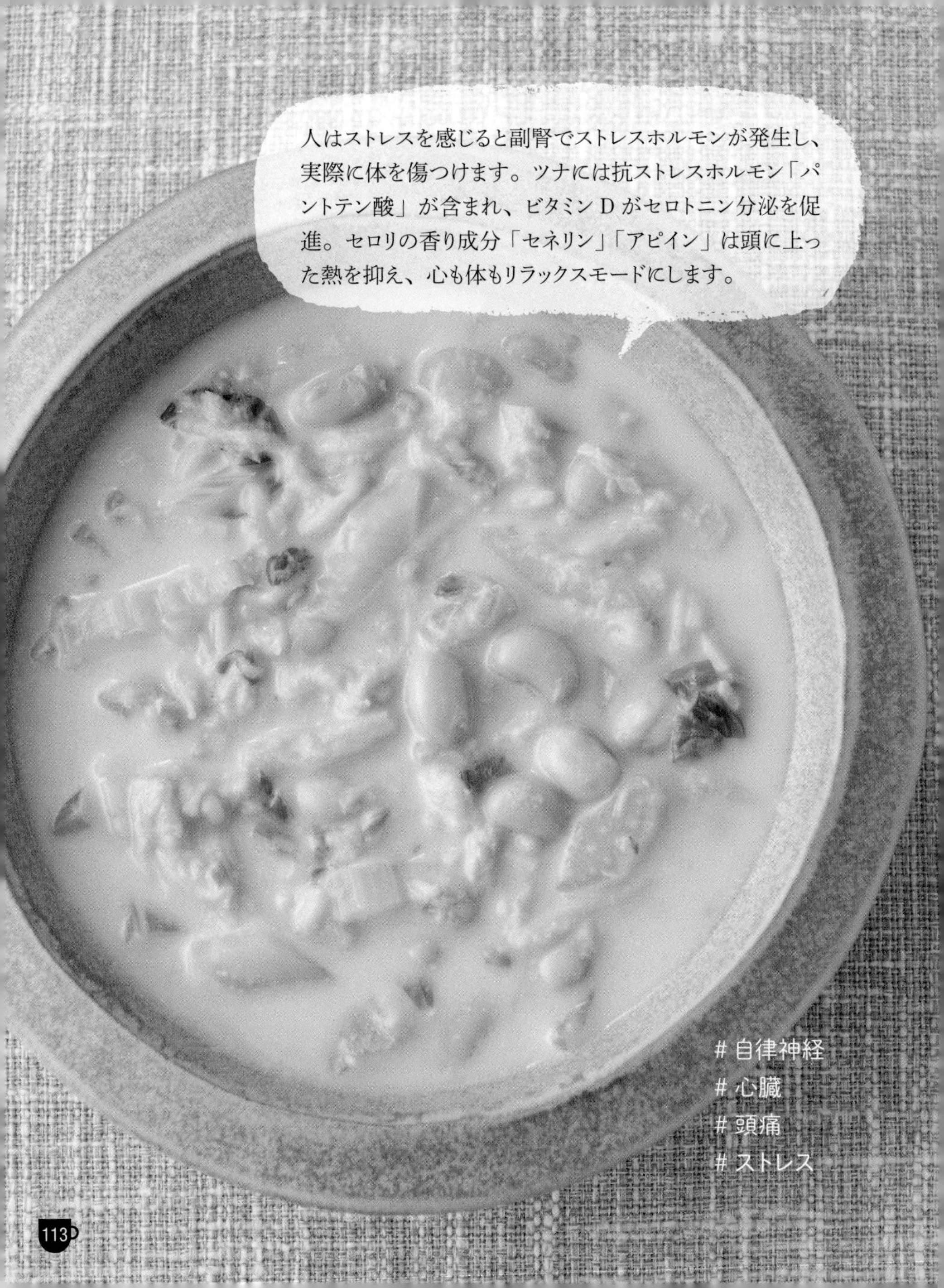

人はストレスを感じると副腎でストレスホルモンが発生し、実際に体を傷つけます。ツナには抗ストレスホルモン「パントテン酸」が含まれ、ビタミン D がセロトニン分泌を促進。セロリの香り成分「セネリン」「アピイン」は頭に上った熱を抑え、心も体もリラックスモードにします。

自律神経
心臓
頭痛
ストレス

COLUMN

スープと一緒に食べたいごはんは？

腎臓スープの日の献立は、スープとごはんだけで十分です。スープに具材がたっぷり入っているので、ごはんもいつもより少なめで、満足感を得られると思います。

ごはんも玄米にして栄養を摂りたい、と思うかもしれませんが、腎臓が元気でなく、胃腸が弱い人には消化がハード。栄養を吸収しきれないどころか、ミネラルが排出されすぎてしまいます。そこでおすすめなのが、四分づき米。精米機を導入するか、お米屋さんなどでオーダーしてみてください。見た目は白くてほぼ白米の味わいなのに、玄米が持つビタミンB_1、B_2、ビタミンE、カルシウムやマグネシウム、亜鉛などを食事から摂ることができます。

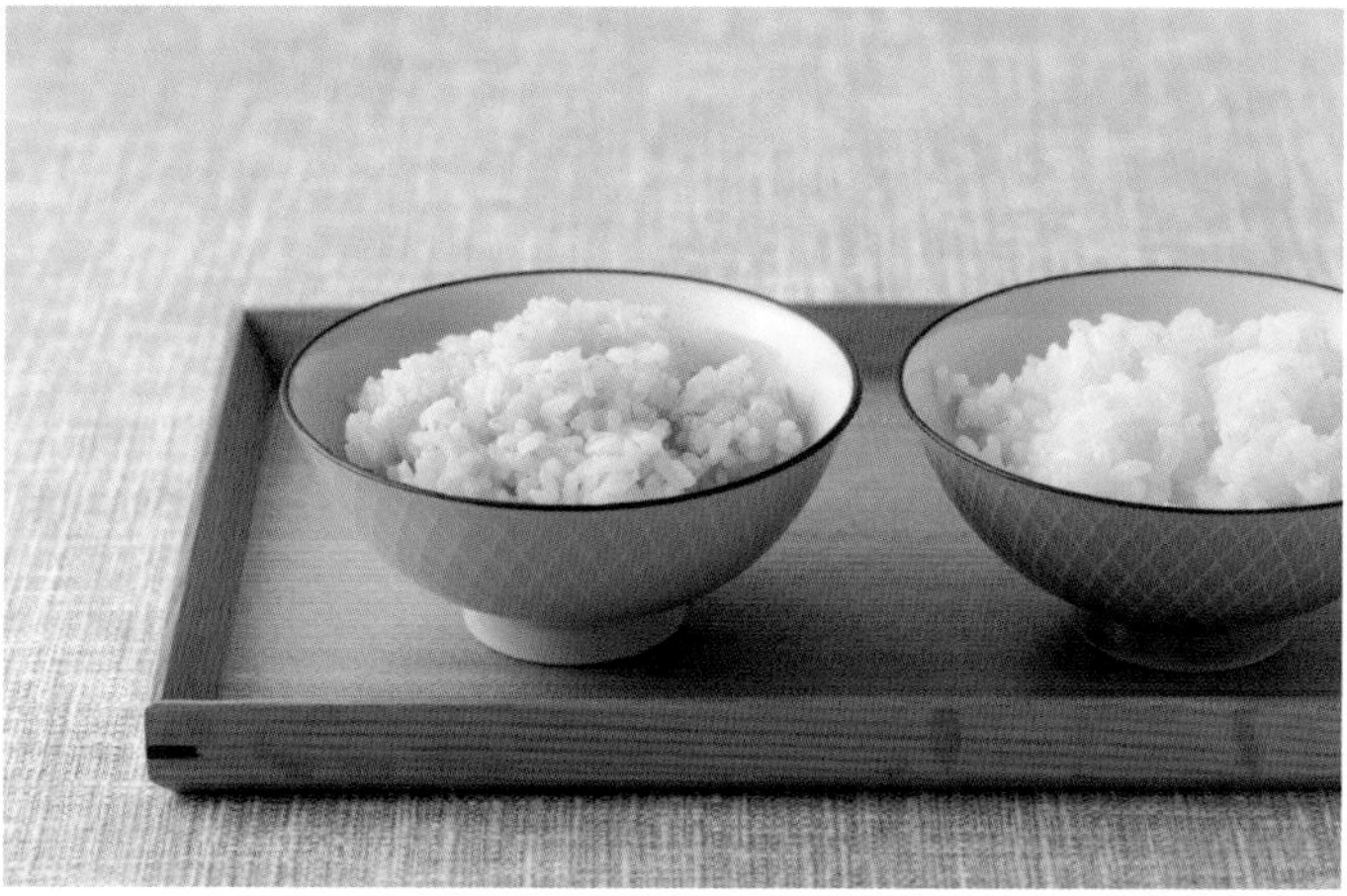

右が白米、左が四分づきごはん。味は白米に近いので食べやすい。

PART 6

腎臓にいい作りおきおかず

抗酸化のWパワーで若返り！

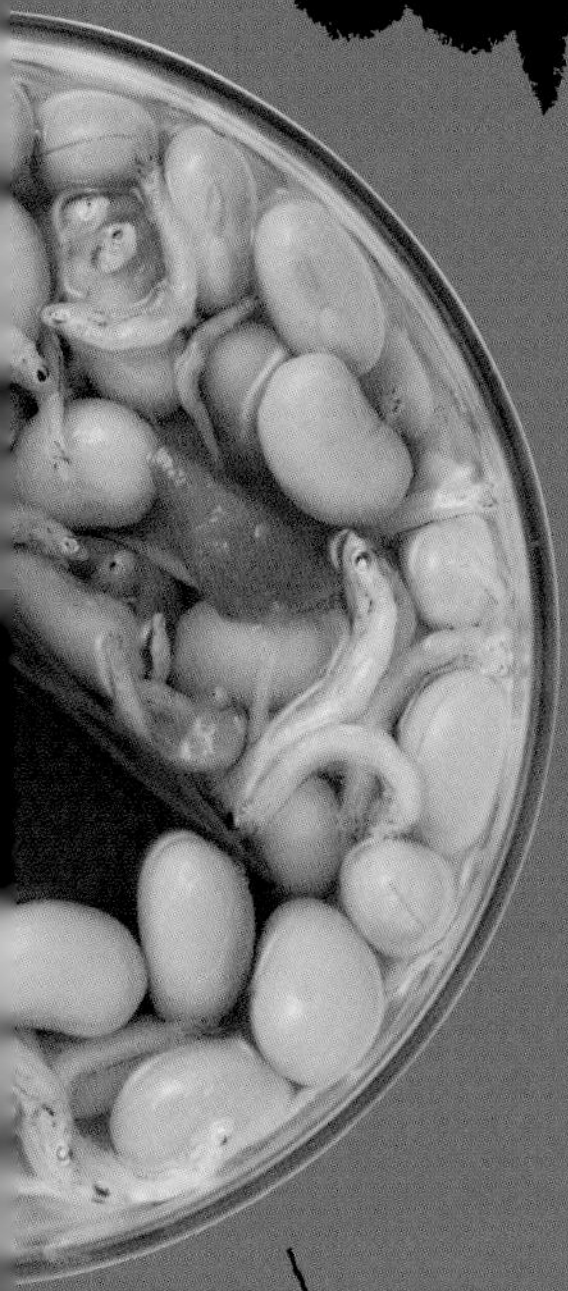

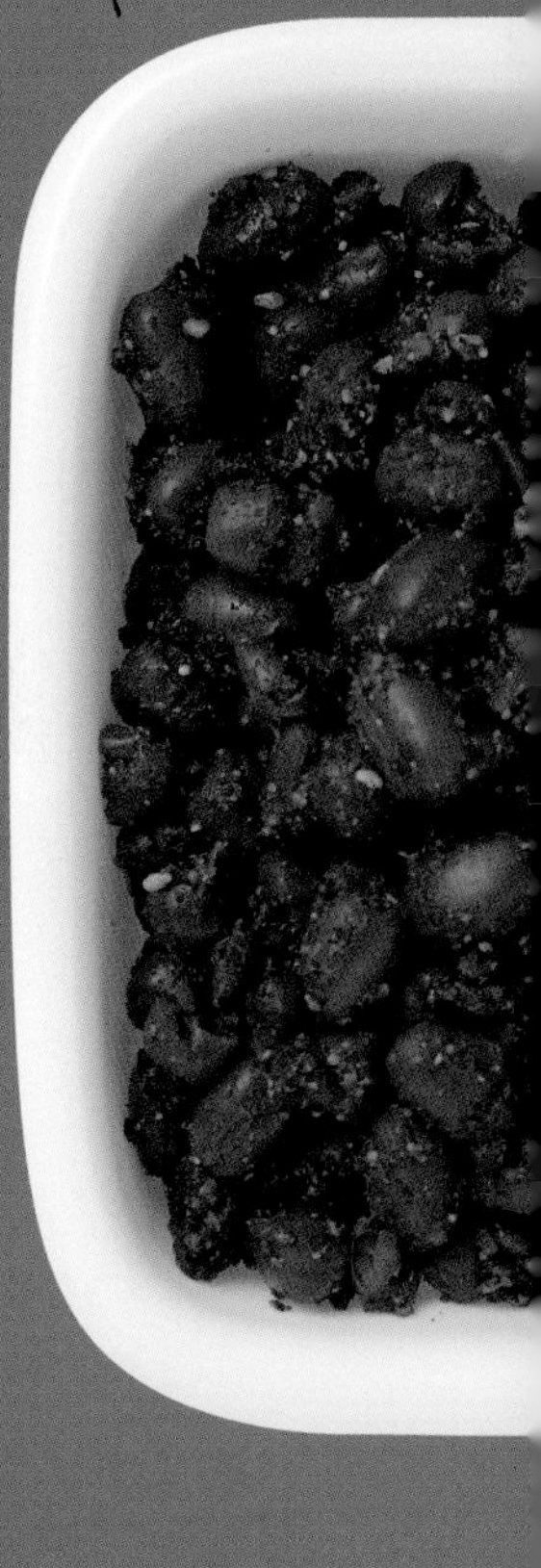

食前やおやつに少し食べてヘルシーダイエット

腎臓スープの日は基本的にスープとごはんだけでOKですが、やっぱり腎臓を元気にしてくれるおかずを数品。作り置きもできるので、お弁当に入れてもいいし、普通のごはんの日にも積極的に食べたいおいしいおかずです。

黒ごまにんじん

お肌も髪もツヤツヤ若返る
美容おかず

材料（作りやすい分量）

オリーブオイル…ひと回し
ごま油…少々
にんじん…1本　皮をむかずに棒状に切る
天日塩…少々
醤油、酒、みりん…各小さじ1
黒すりごま…小さじ2

日持ち
冷蔵庫で
5日ほど

1 フライパンにオリーブオイルとごま油をなじませ、にんじんを入れ、塩をふってしんなりするまで炒める。

2 あらかじめ混ぜた残りの調味料を加えて炒める。

3 すりごまをなじませる。

にんじんはβカロテンを多く含み、皮膚や粘膜を強化。メラニンの生成を抑制するので紫外線対策にも食べたい食材です。また、真っ黒になるほどたっぷり入れたいのがすりごま（吸収率が違うので必ず“すり”を）。髪や肌つやにいいですが、特に白髪対策にいいのです。

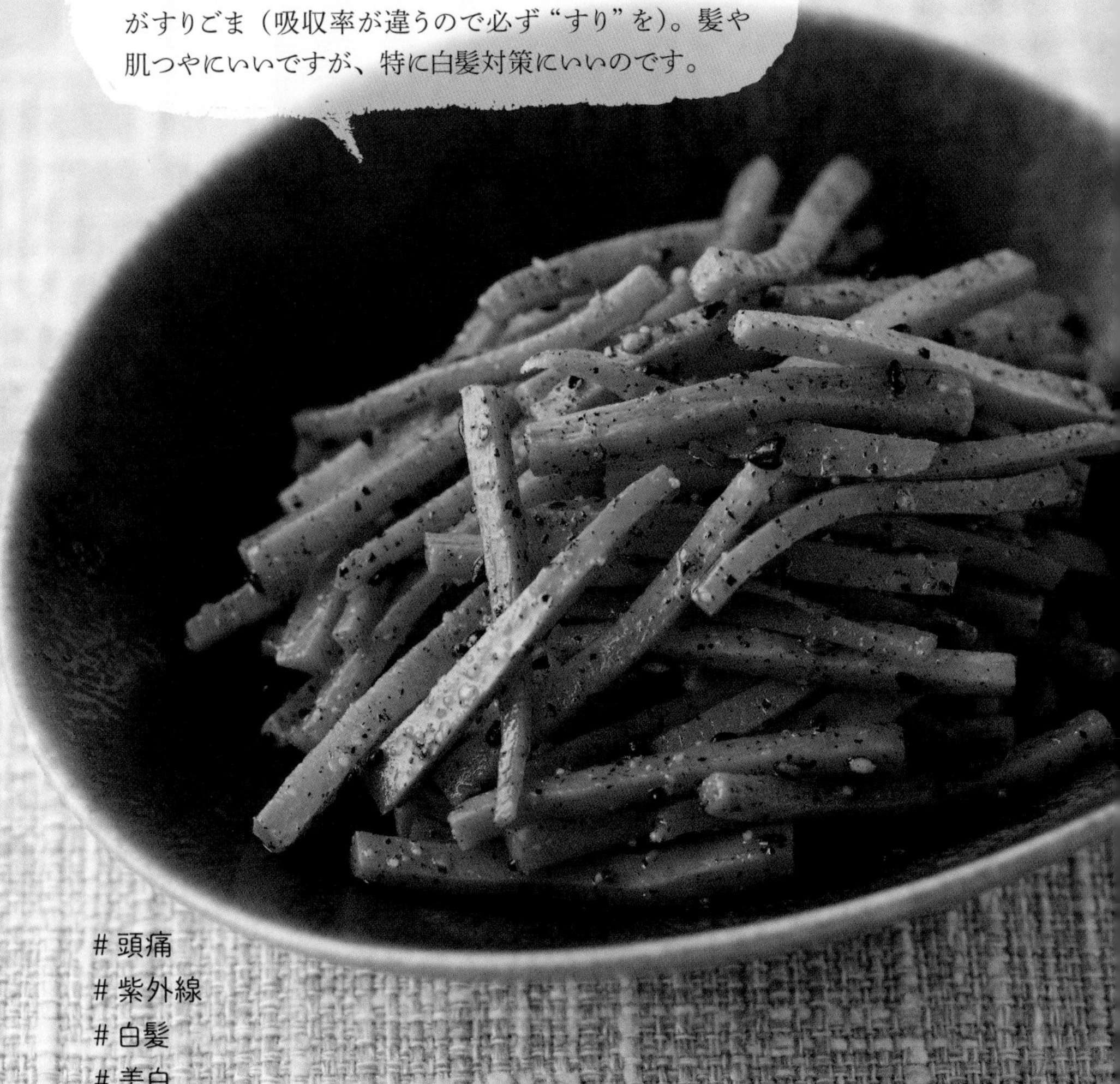

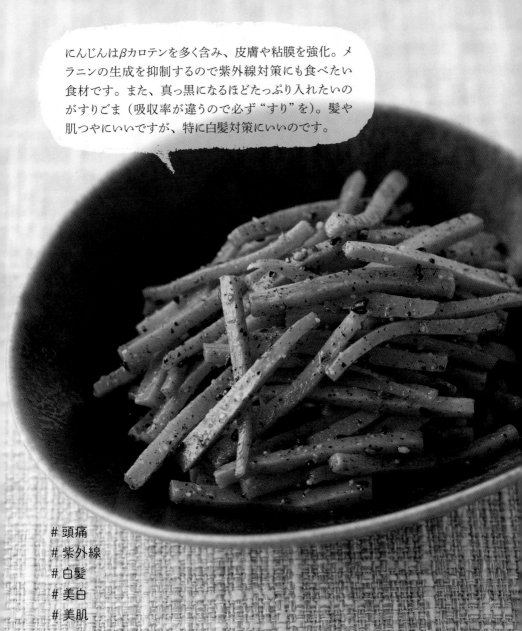

頭痛
紫外線
白髪
美白
美肌

食前やおやつ代わりに食べて
気付いたら体がスッキリ！

じゃこ酢大豆

材料（作りやすい分量）

蒸し大豆（汁ごと）…150g
カット昆布…5㎝
水…100㎖
酢…100㎖
梅干し（できれば南高梅）…1個 ほぐす
ちりめんじゃこ…1パック（20g）

日持ち
冷蔵庫で
5日ほど

1 保存容器にすべての材料を入れ、3時間以上おく。

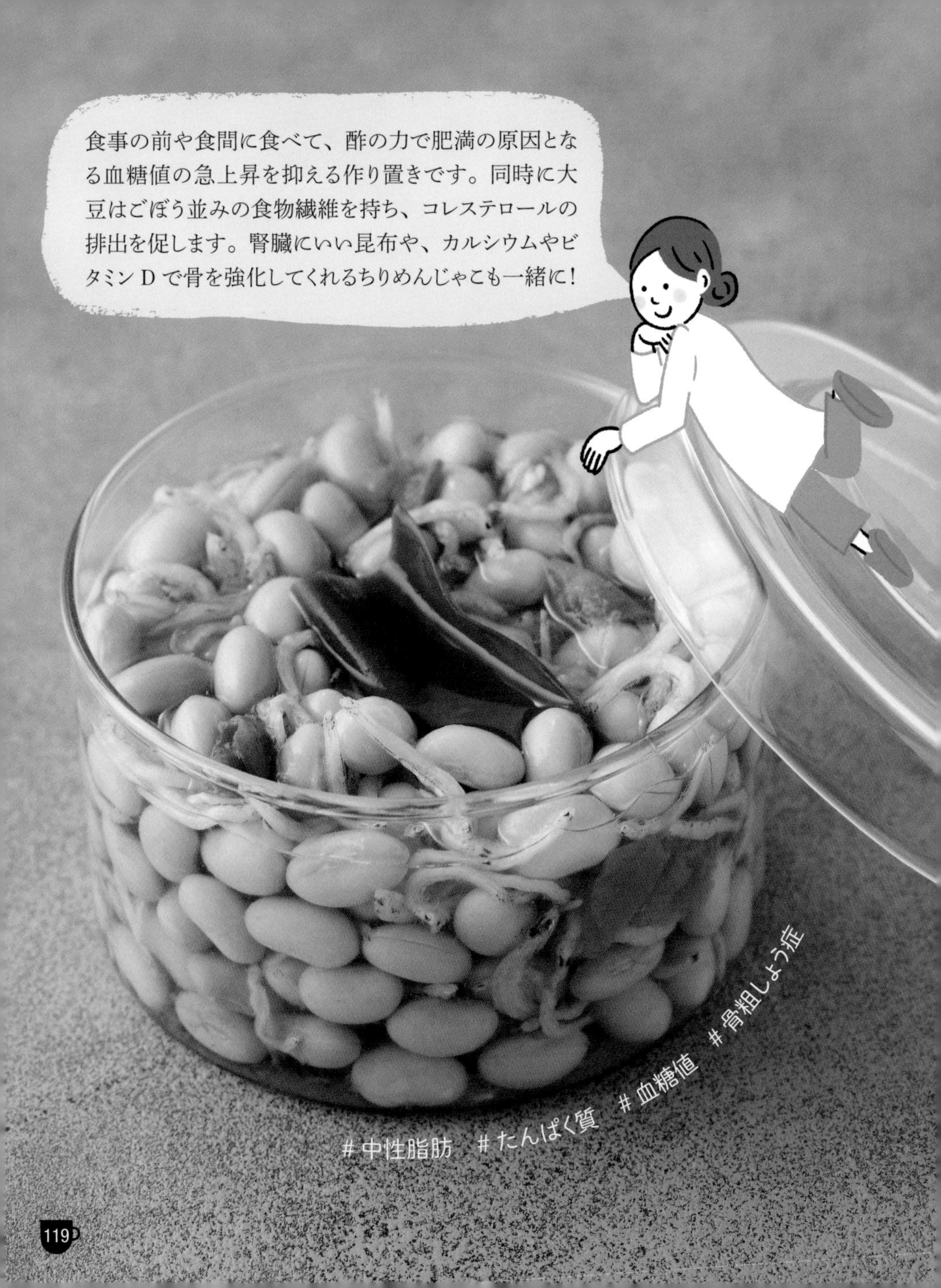

食事の前や食間に食べて、酢の力で肥満の原因となる血糖値の急上昇を抑える作り置きです。同時に大豆はごぼう並みの食物繊維を持ち、コレステロールの排出を促します。腎臓にいい昆布や、カルシウムやビタミンDで骨を強化してくれるちりめんじゃこも一緒に！
＃中性脂肪
＃たんぱく質
＃血糖値
＃骨粗しょう症

長いもの梅味噌ほろほろ煮

腎臓と肝臓の気を高めて滋養
ウイルス対策に

材料（作りやすい分量）

カット昆布…1枚
水…500mℓ
長いも…10cm　皮をむいてひと口大に切る
梅干し（できれば南高梅）…1個
味噌…小さじ2
天日塩…適量
（梅干しの塩分によって調整）

日持ち
冷蔵庫で
2日ほど

1 鍋に昆布と水を入れて火にかける。長いもも入れ、沸騰したら弱火にする。

2 梅干しを入れて、少しやわらかくなったらほぐす。味噌を溶き入れる。

3 味をみて、必要なら塩を加える。ふたをして、長いもがやわらかくなるまで煮る。
※だしをとった昆布はお好みで食べる。

＃食欲不振　＃滋養　＃老化　＃感染症

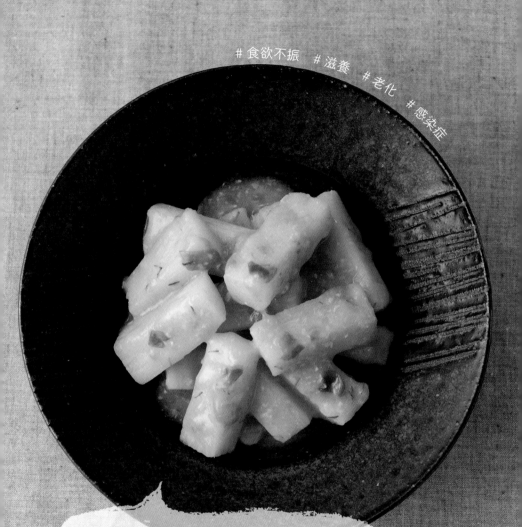

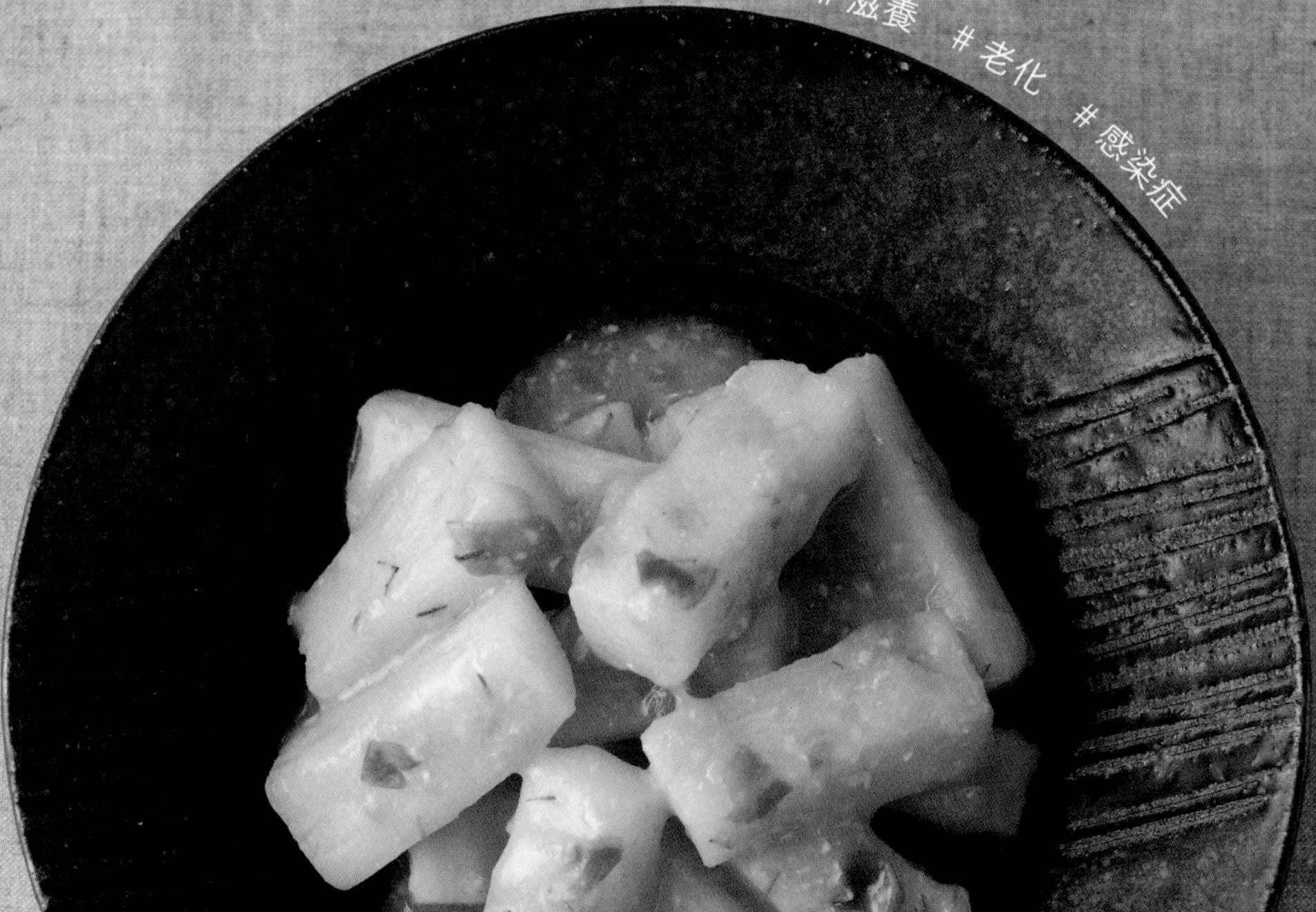

長いもと昆布といったら腎臓・肝臓強化食材の代表。梅干しの「ピルビン酸」も肝臓の活性化につながりますが、加熱でできる「梅ポリフェノール」は感染症対策によいという研究結果も。梅干しは酸性に傾きがちな食事を中和させる働きもあり、定期的に食べたいものです。

納豆トッピング用ひじき

偏頭痛を改善して感染症対策も
小腹がすいたときに食べてもOK

材料（作りやすい分量）

ごま油…ひと回し
長ねぎ…たっぷり 小口切り
乾燥ひじき…10g 戻して洗う
昆布だし（P.46）…200㎖
醤油…大さじ1
酒、みりん…各大さじ1
天日塩…少々

日持ち
冷蔵庫で
5日ほど

1 フライパンにごま油をなじませ、ねぎを炒める。

2 ひじきを加えて炒める。

3 昆布だしを注ぎ、調味料をすべて入れ、水分がなくなるまで煮る。食べるときは納豆に混ぜるのがおすすめ。

偏頭痛の原因は水分やミネラルが不足し、血液がドロドロになっているから。食生活を見直すシグナルです。マグネシウムやヨウ素を補えるひじきを、血流を促すねぎと一緒に煮ておいて常備。納豆ごはんに混ぜれば最強です。痛くなる前に定期的に食べておくのが正解。

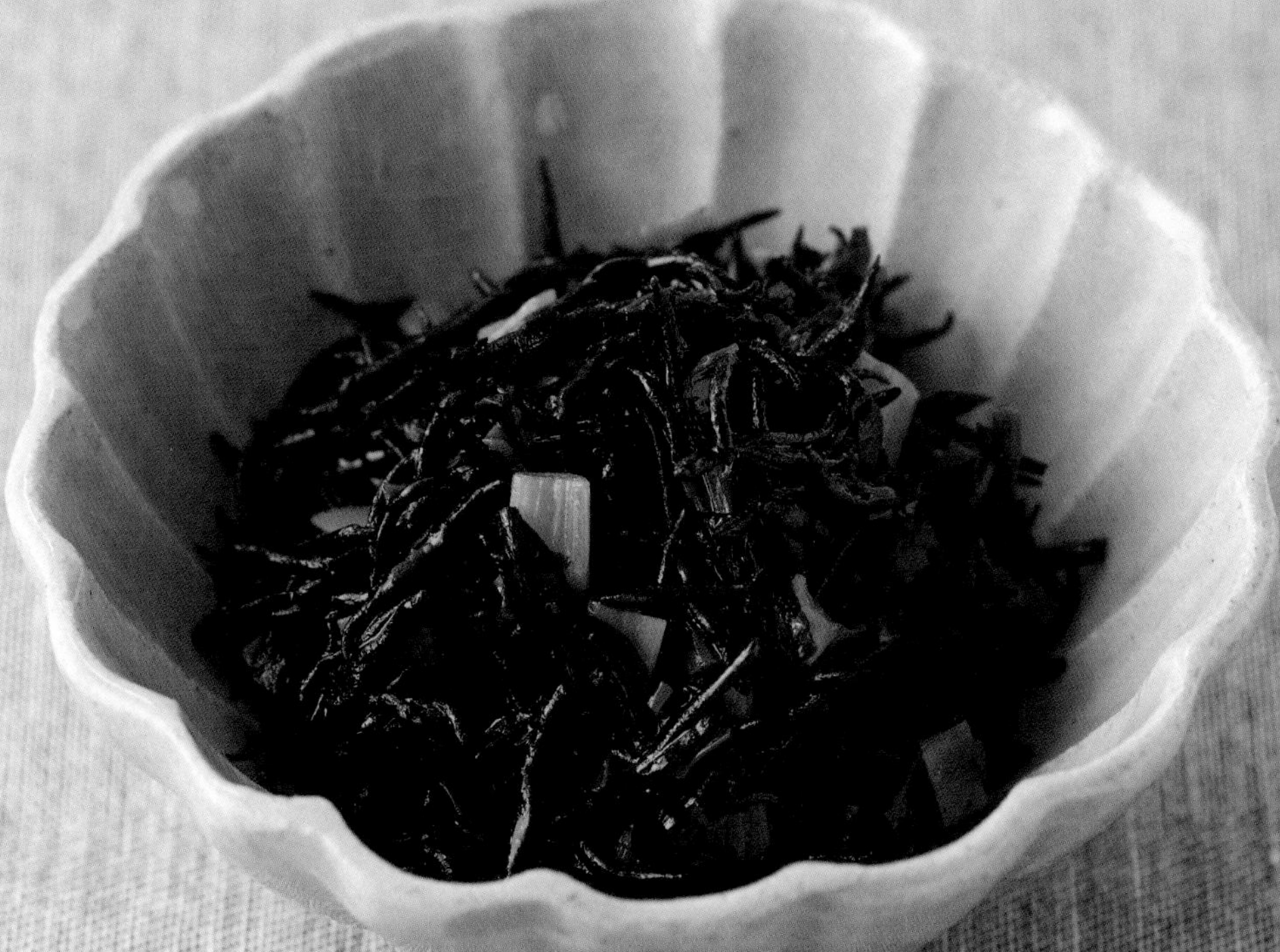

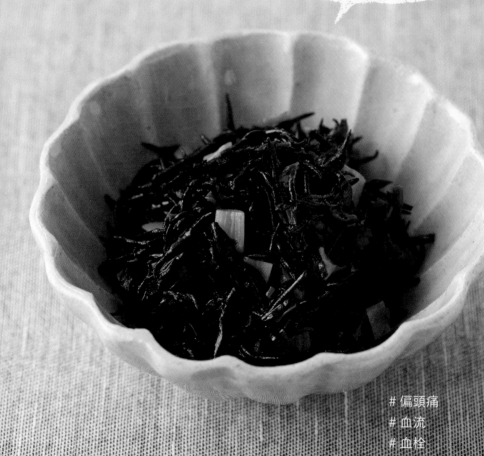

偏頭痛
血流
血栓
アミノ酸

ねぎたっぷり即席味噌汁のもと

血液が頭皮まで行き渡り、
髪が黒くふさふさに

材料（作りやすい分量）

ごま油、オリーブオイル…各ひと回し
にんにく、しょうが…各少々 各みじん切り
ねぎ（好みの種類）…1本～好きなだけ 小口切り
味噌（あれば八丁味噌）…300 ～ 400g
天日塩、みりん、酒…各大さじ1
昆布茶（あれば。かつおぶしでも）…少々

日持ち
冷蔵庫で3週間ほど

1 フライパンに油類を入れてなじませ、にんにくとしょうがを軽く炒め、香りが出たらねぎを加えて炒める。

2 しんなりしてきたら残りの材料をすべて入れて煮詰める。

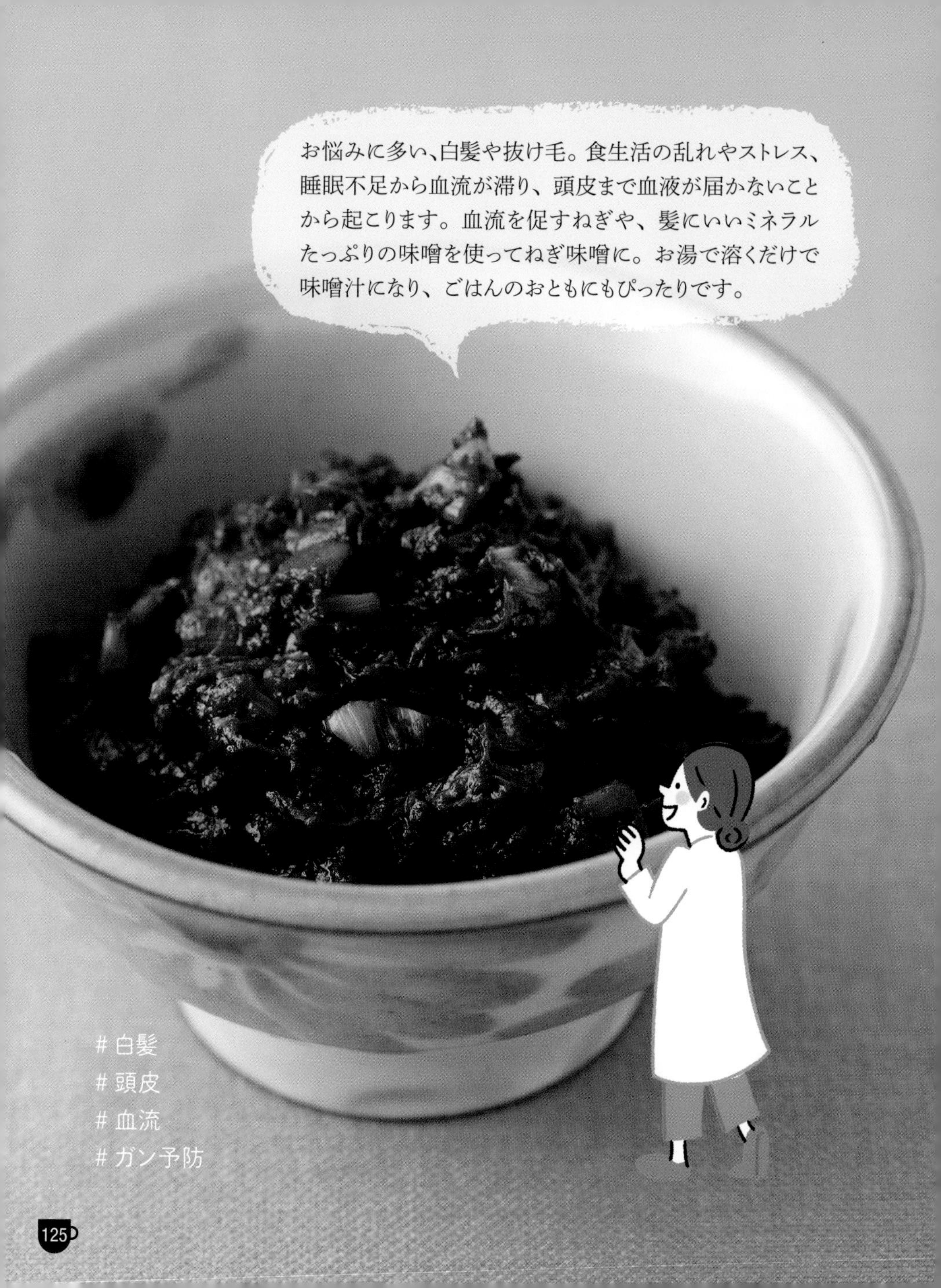

お悩みに多い、白髪や抜け毛。食生活の乱れやストレス、睡眠不足から血流が滞り、頭皮まで血液が届かないことから起こります。血流を促すねぎや、髪にいいミネラルたっぷりの味噌を使ってねぎ味噌に。お湯で溶くだけで味噌汁になり、ごはんのおともにもぴったりです。

白髪
頭皮
血流
ガン予防

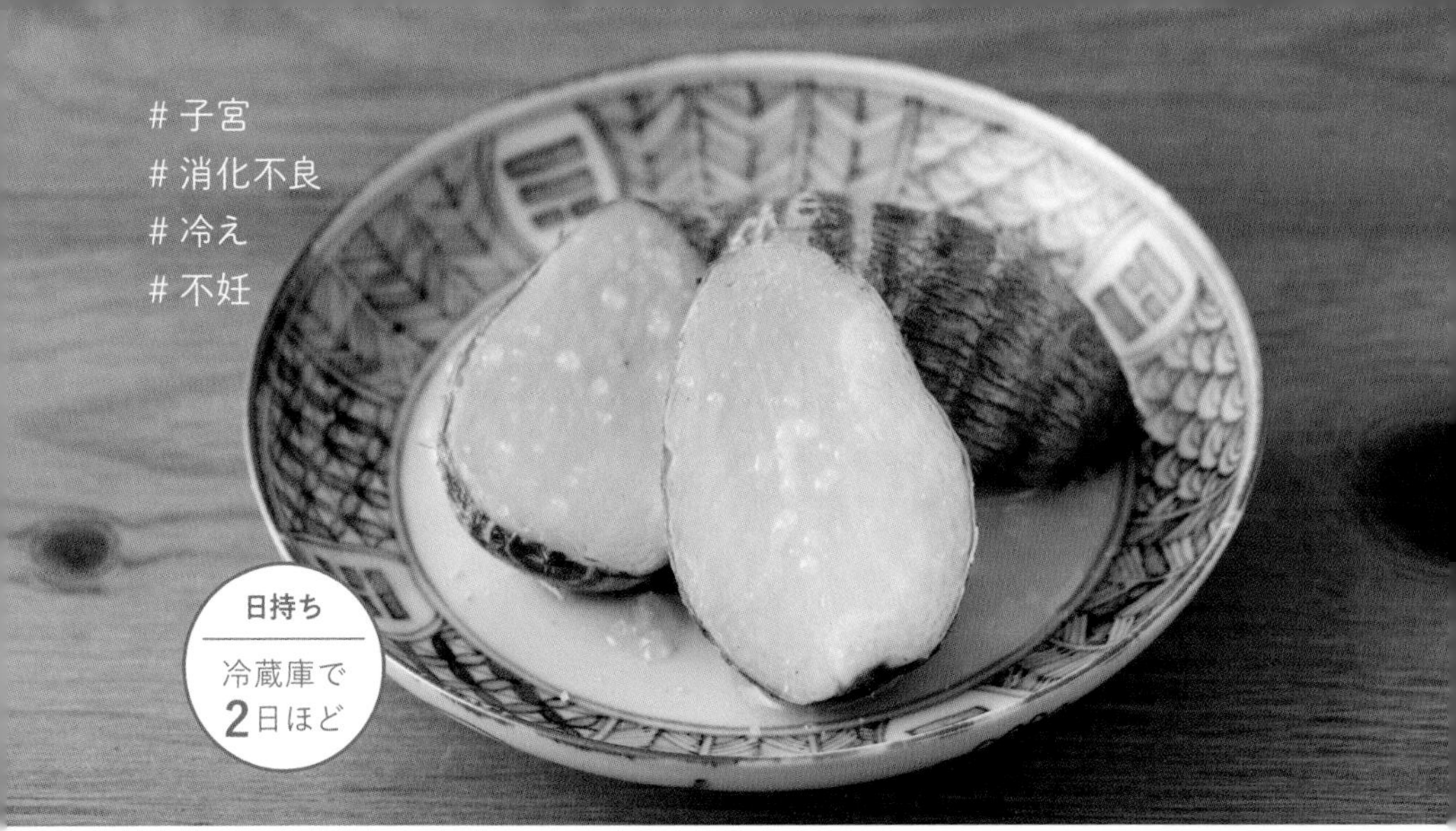

子宮
消化不良
冷え
不妊

日持ち

冷蔵庫で
2日ほど

胃からの栄養の吸収力を鍛えて解毒もできる

蒸し里いも

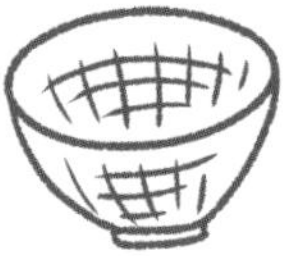

里いもは昔から“しこり取り”つまり解毒の野菜。子宮を温めるので、特に子宮筋腫には嬉しいです。さらに「ガラクタン」は血圧を下げてコレステロールを排出し、ぬめり成分は細菌が粘膜から入るのを防御。作っておいておやつに食べるのも最高です。

材料（好みの量）

里いも…好きなだけ
天日塩…適量
オリーブオイル（はちみつでも）…適量

1 炊飯器に皮付きのままの里いもを入れる。

2 1の里いもの量の半分くらいの高さまで水を注ぎ、炊飯スイッチを押す。土鍋で蒸しても OK。

3 蒸し上がったら食べやすく切り、塩とオリーブオイルをふる。

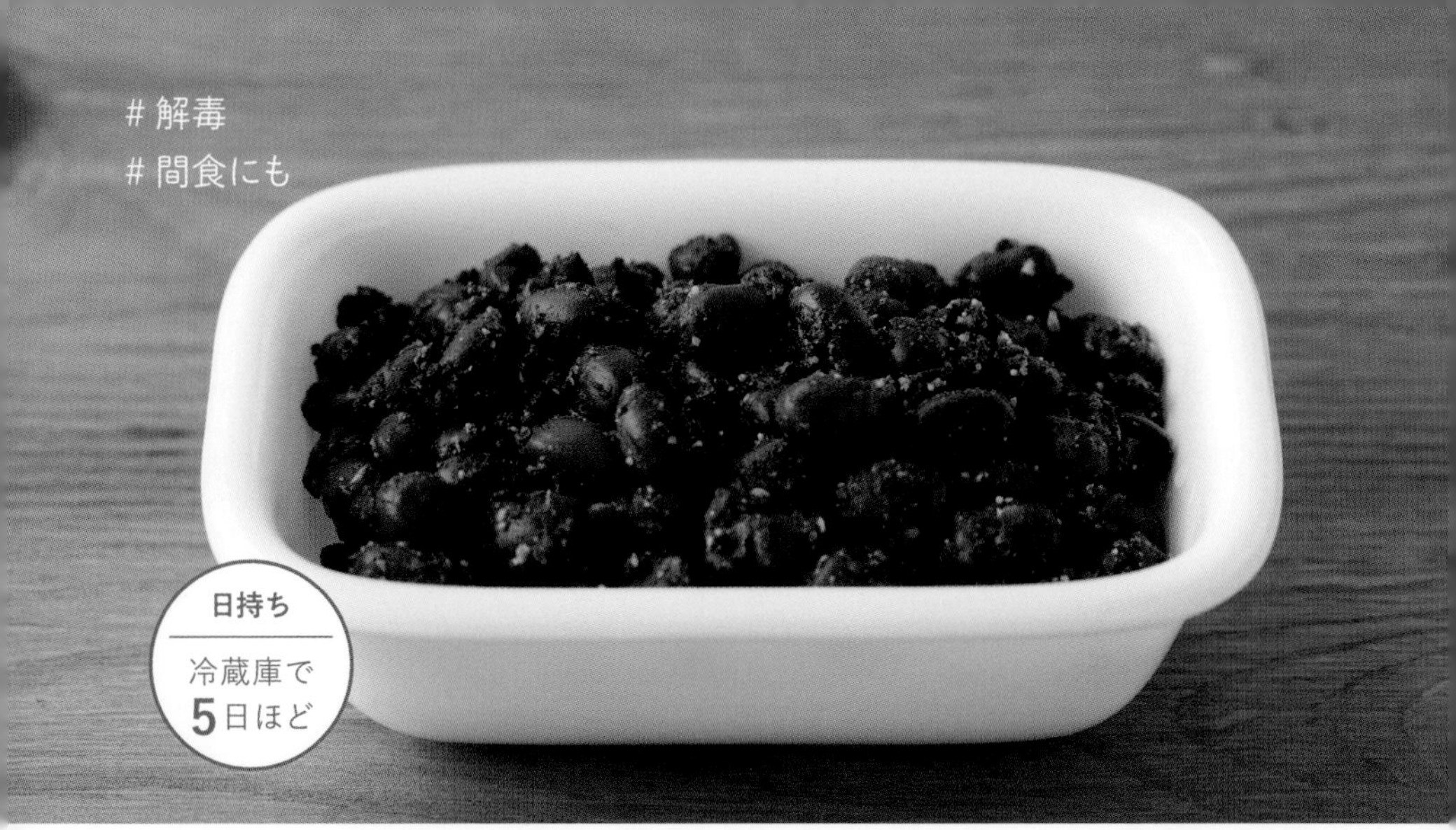

＃解毒
＃間食にも

日持ち
冷蔵庫で
5日ほど

抗酸化のWパワーで若返り！

黒ごまあずき

解毒作用のある小豆は、塩と合わせて強い利尿効果を発揮。むくみを解消できます。また、小豆の苦み成分「サポニン」には抗酸化作用があり、同じように赤ワインの何倍もの抗酸化力がある黒ごまを合わせることで老化を防止。若々しい肌や髪、強い骨を作ります。

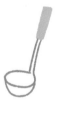

材料（作りやすい分量）

乾燥小豆…100g
水…200㎖
黒すりごま…大さじ３

1 フライパンに小豆を入れて軽く煎る。
2 水を注ぎ、沸騰したら弱火にして30～40分煮る。
3 水けがなくなったら黒すりごまを混ぜる。

COLUMN

スープを食べた人の声

私の患者さんや動画を見た方など、スープを実際に作って食べた方から届いた喜びの声をご紹介します。

つかれた体でも作れてぐっすり眠れた！

夜勤が多く自律神経がガタガタに。このスープは簡単なのでつかれた私にも作れ、さっそく食べてみたところ、ぐっすり熟睡。食べ物で体は変わるのだなぁと実感しました。

野菜をたっぷり食べて長年の便秘を改善

便秘がつらいと思っていたところ、スープに出合いました。食べた翌日3回も、びっくりするほど出てスッキリ。

だるさ、疲労感、夜のトイレも軽減

腎臓のために週に2日ほどスープを食べています。1年前に比べ、だるさや疲労感が軽減。夜中にトイレに行く回数も減った気がします。これから数値に変化が出るかが楽しみです。

食習慣を変えてみたら腎臓の数値にも変化が

塩と水、そして野菜を以前の倍量は摂るようになりました。諦めかけていた数値が改善されてきて、驚いています。

抗がん剤でたまった毒をデトックス

抗がん剤治療中、尿・便臭がきつくなり、このスープを飲み始めたところ、一気に改善。毒素が排出しきれず、腎臓、体が悲鳴をあげていたのですね。しかも悩んでいた顔のシミも薄くなってきました。喜びながら、食べることの重大さを実感。

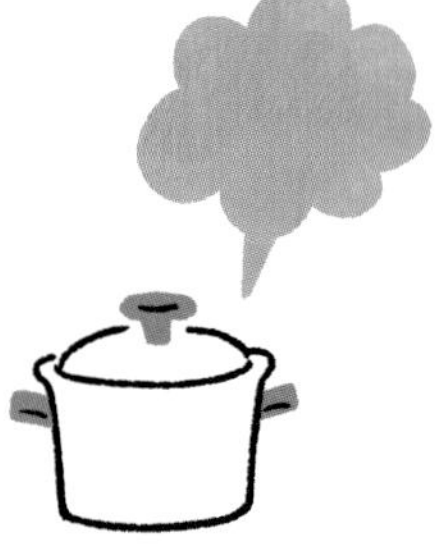

PART 7

腎臓を強化する生活習慣

週に1～2回は
スープのみの食事を！

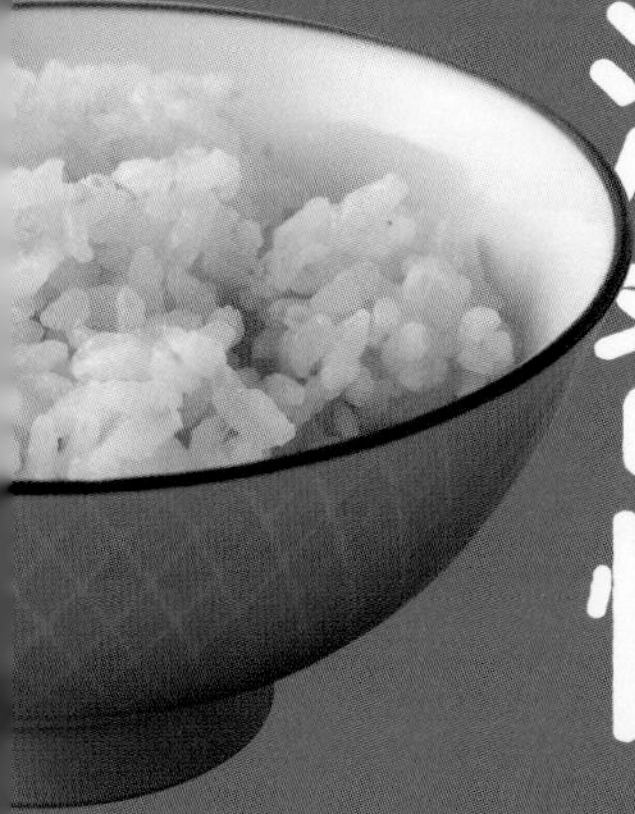

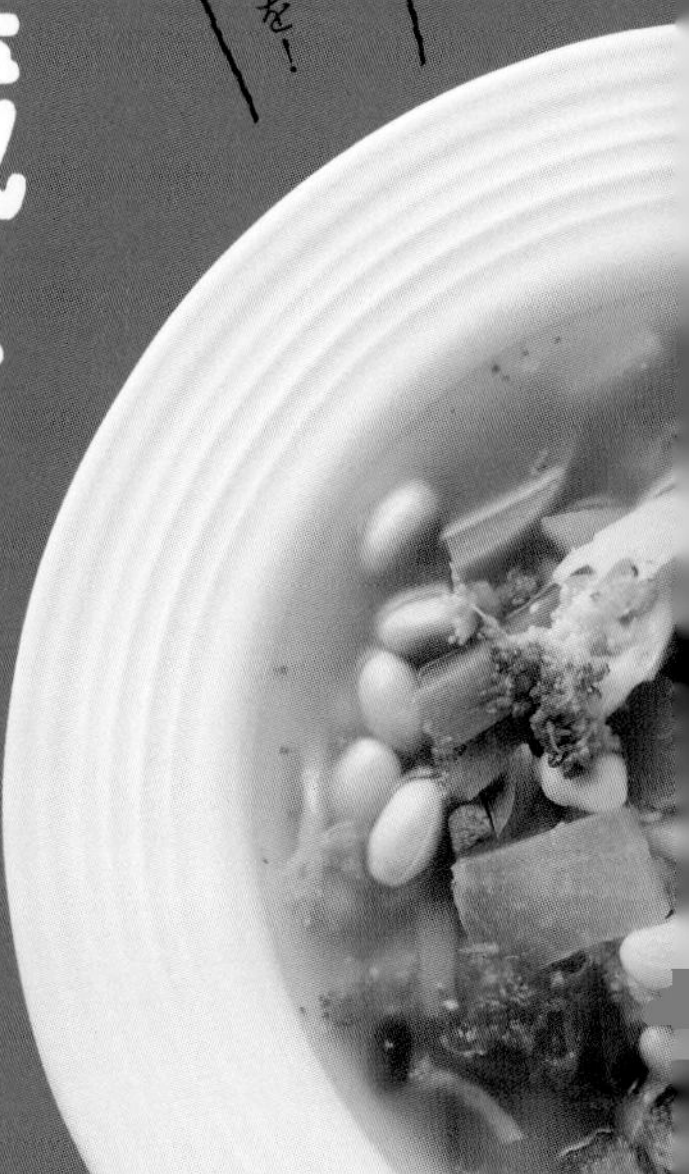

腎臓スープで体内を浄化し、栄養を補うのはもっとも大切なことですが、間違ったことをしていたらもったいない。毎日の生活で注意したいことや、東洋医学ベースのかんたんな体操やマッサージを取り入れてもっと腎臓を強くしましょう！

腎臓のための基本の生活習慣

「自分は腎臓が元気！」と胸を張って言える人がどれだけいるでしょう。私自身、激務によって食生活が乱れ、ストレスを溜めても、腎臓が悲鳴を上げるまで「つかれているなぁ」としか思っていませんでした。

病院で診断されていなくてもその漠然としたつかれこそが、腎臓から出ているサイン。生活習慣で元気な腎臓を取り戻すことができます。

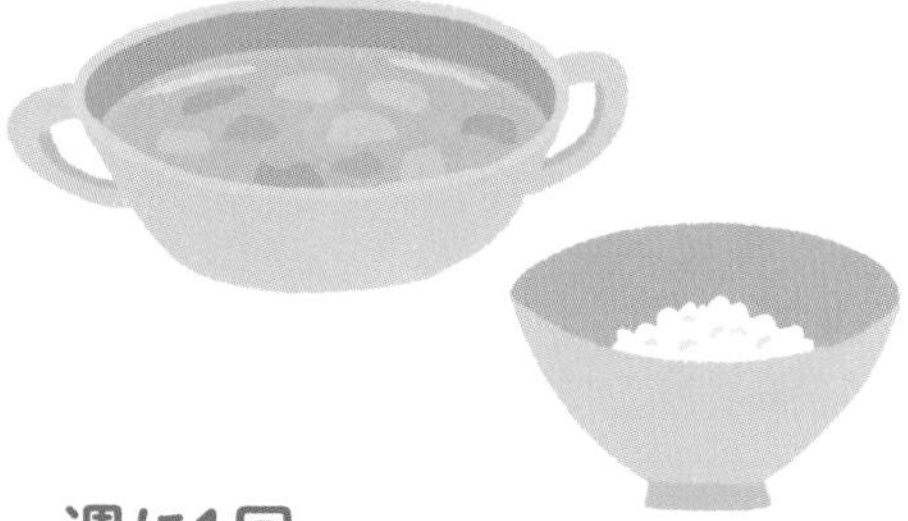

週に1回、腎臓スープの日にする

週に1回ほどは、1食をこの本に載っているスープと少しのごはんにします。体内の余分なものを排出し、腎臓が元気に働ける環境が作られれば、栄養もどんどん吸収されるようになり、視界が開けるように元気に。もちろん1回以上食べてもOKです。

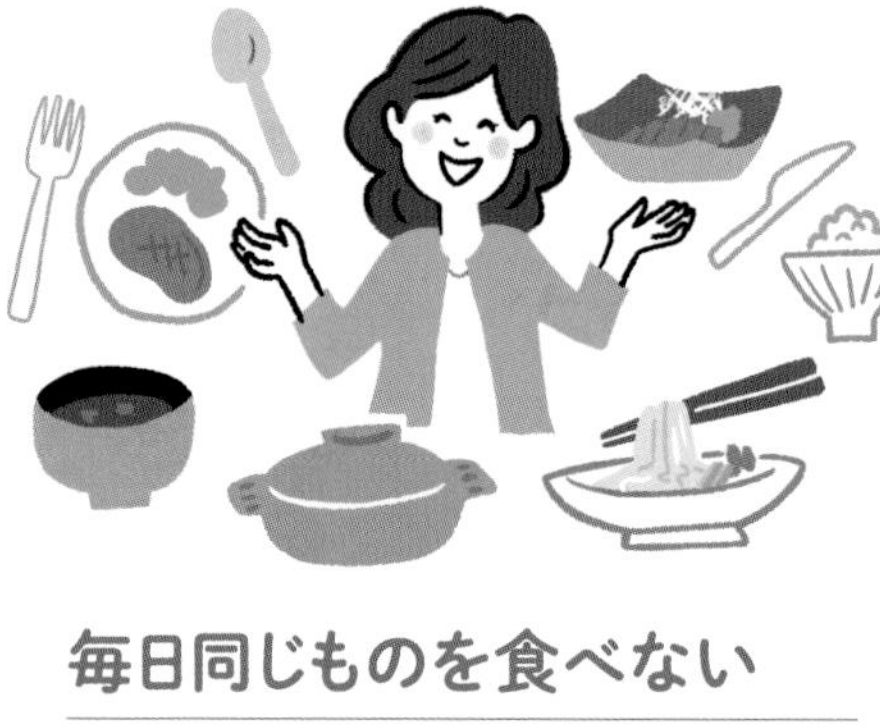

毎日同じものを食べない

スープで「〇〇にいい」と紹介しているからといって、同じ食材ばかり毎日食べると脳が飽きて反応が鈍ります。まんべんなくいろいろな食材から栄養を摂る方が腸にも刺激となり、腎臓にもよいのです。

腎臓に負担となる食事は避ける

・コンビニ弁当
・小麦粉（パン、麺、お菓子）
・砂糖がたくさん入ったもの
・加工肉
・乳製品
など腎臓に負担がかかる食事は避けます。

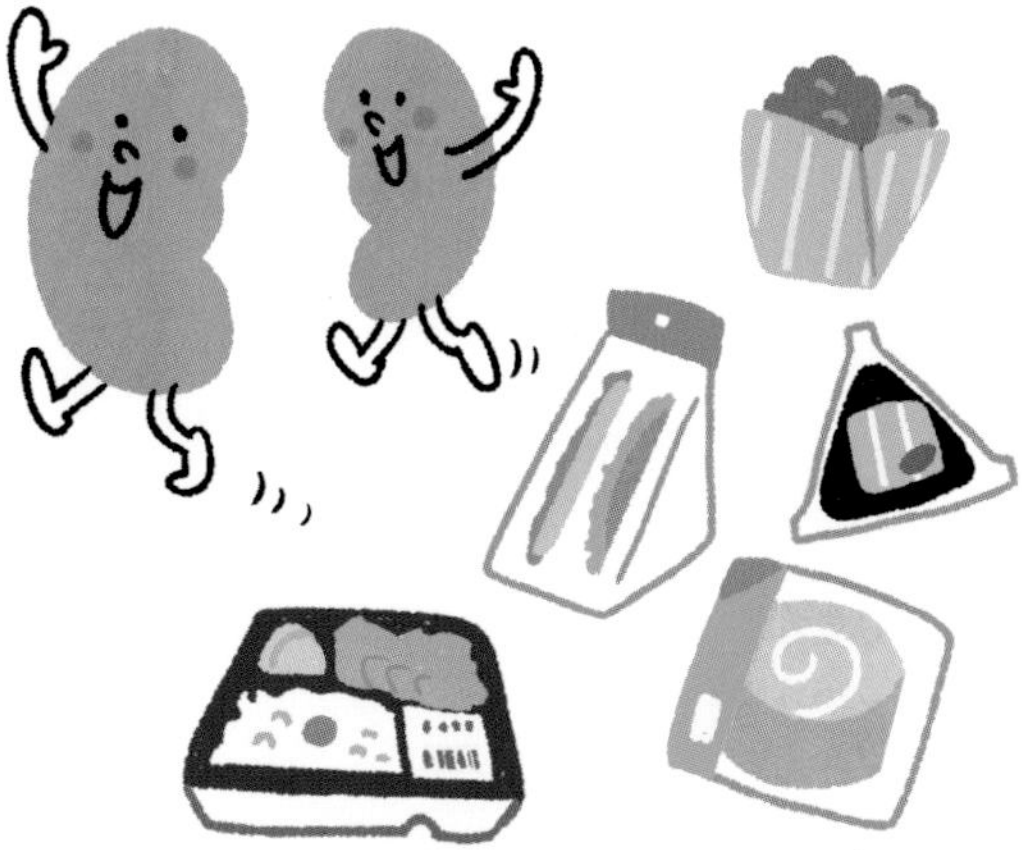

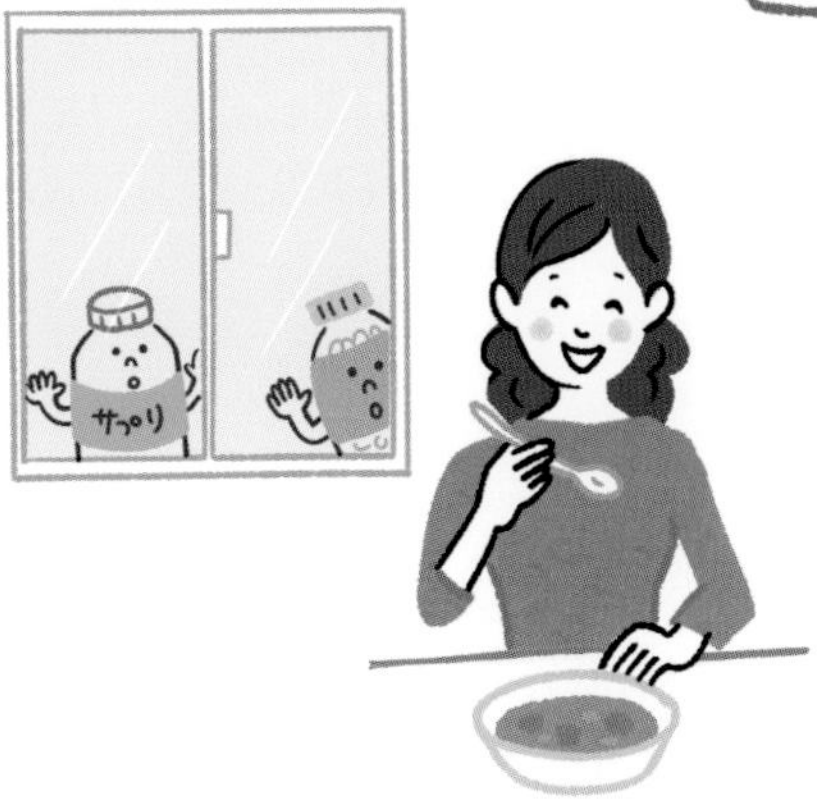

サプリは飲まない

スープから十分に栄養を摂れるので、吸収率の低いサプリは卒業。精製された成分でできているサプリは腎臓・肝臓に負担をかけます。

つかれたらこまめに休む

つかれを感じたら、5分でいいので横になって休みましょう。倦怠感は腎臓がつかれているサイン。腎臓が平らになることで負担が軽くなり、それだけで腎臓の休息につながります。

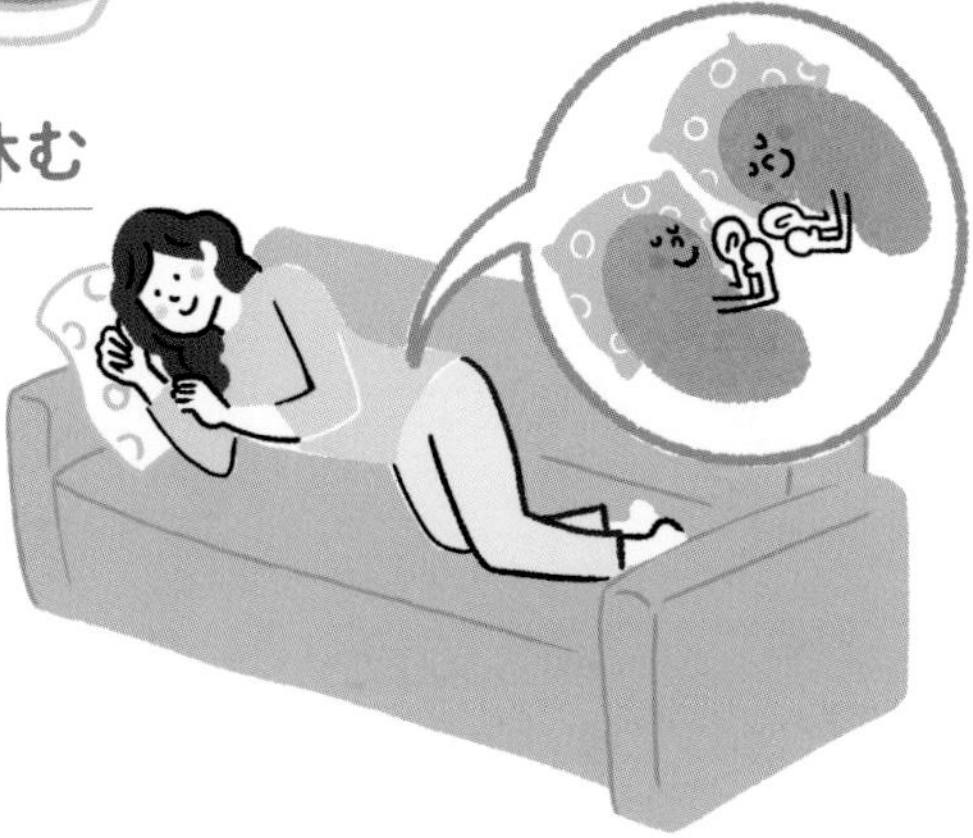

腎臓が弱い人は激痛！

腎臓の特効穴

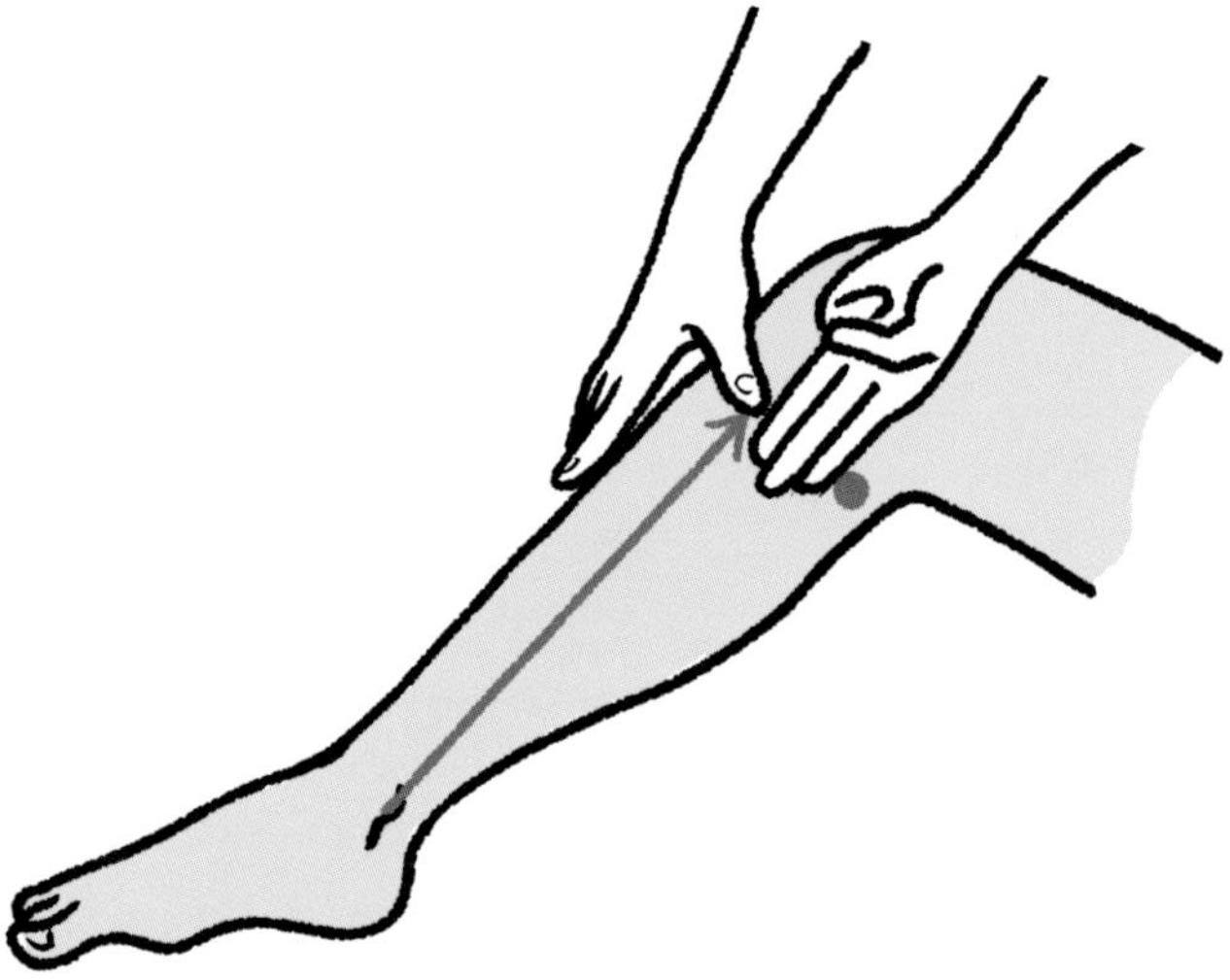

足首の内側から膝に向かって手を上げていき、骨にあたったところ〈陰陵泉〉から指三本分後ろが腎臓の「特効穴」。

腎臓には「特効穴」があります。そもそも特効穴とは、特定の臓器や病気に効き目があるとされるツボのこと。腎臓の場合は、足の内側にある陰陵泉《いんりょうせん》というツボから指3本分内側にあります。ここを押して痛い人、ゴリゴリしている人はまず腎臓がつかれています。

また、この場所は、腎臓の状態がそのまま出るところ。右足のツボが痛ければ右の腎臓が弱っている、ということになります。

ここを毎日1～2回左右ともに押すか、深刻な場合は、お灸を1日3回据えてみてください。

ミネラル豊富な天日塩で体内の水分を巡らせる

私のスープレシピでは減塩をしていないので、驚かれることがあります。もちろんどんな塩でもいいわけではありません。この本の最初でご紹介した通り、使う塩はミネラルたっぷりの天日塩です。きれいな海水を日光で乾かして作るのですから、成分は海とまったく同じ。たっぷりの水と質のいい塩を意識して摂ることで、体は本来のバランスに整い、巡り始めます。腎臓はろ過装置ですから、この塩と水の効果はてきめんです。添加物などで汚れ、固くこわばった腎臓のフィルターを、水分で優しくゆらゆらと洗うようなイメージです。

塩辛いだけではなく、複雑な甘みのある塩は、不足しているときほどおいしく感じます。そして、食べるほどに元気になり、逆に精製された食塩や加工食品のくどい味付けを受け付けなくなってしまうかもしれませんね。

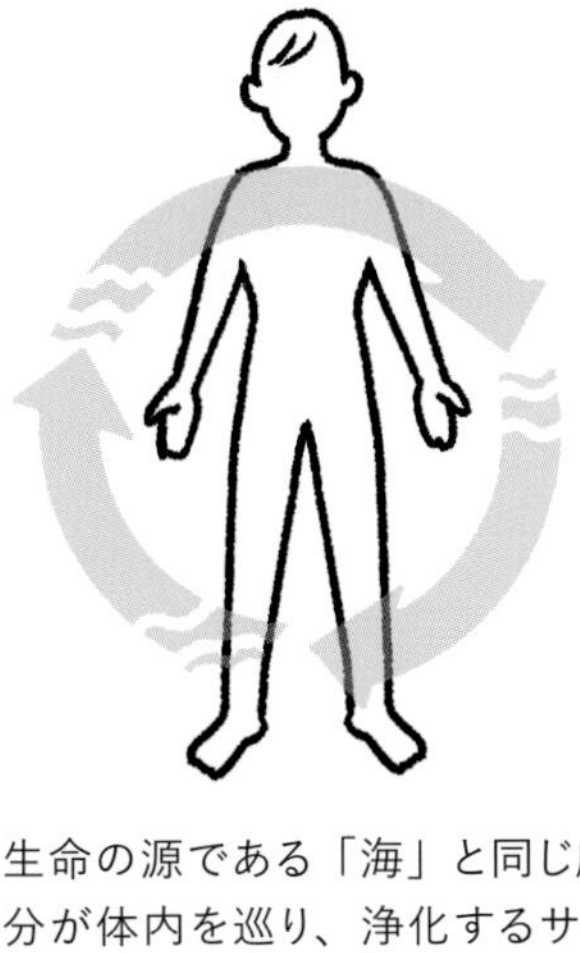

生命の源である「海」と同じ成分が体内を巡り、浄化するサイクルをイメージして。

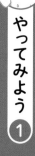

やってみよう①

腎臓のためのツボマッサージ

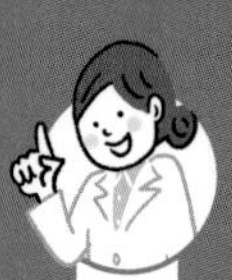

私自身が毎日自分に施して、腎機能を回復させたマッサージをご紹介します。本気で悩んでいる方には、できれば朝昼晩の1日3回がおすすめ。実際に、患者さんの中には1日3回で数値の改善が見られたという人も多いので、そうでなくても1日1回やってもらえるといいと思います。職場のトイレで押している、という人もいらっしゃいました。

腎臓のツボは足の内側にあります。足の付け根から膝まで、太ももの内側の真ん中を、まんべんなく少しずつ押していきましょう。コツは、両手の親指で上半身の体重をかけてぐ〜っと押すこと。息を吐きながら1、2、3と数えて離します。腎臓が弱っている人には、とっても痛いと思うので、そのラインを少しずつ押して進んでください。

最初のうちは触るだけでも痛いですが、毎日続けることでだんだんと痛くなくなり、気持ちよくなると思います。ぜひ日課にして続けてみてください。代謝も上がって元気になりますよ。

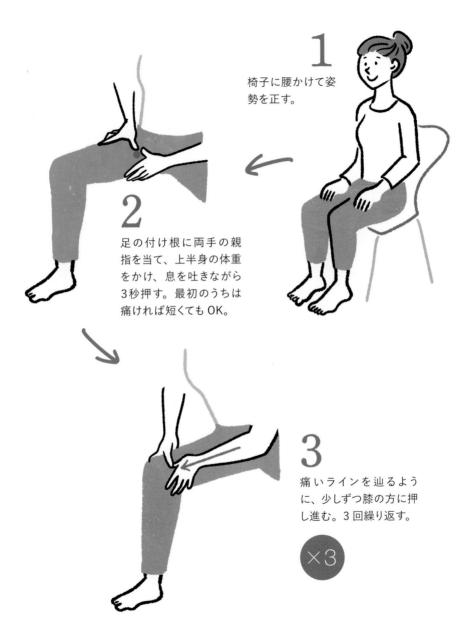

1

椅子に腰かけて姿勢を正す。

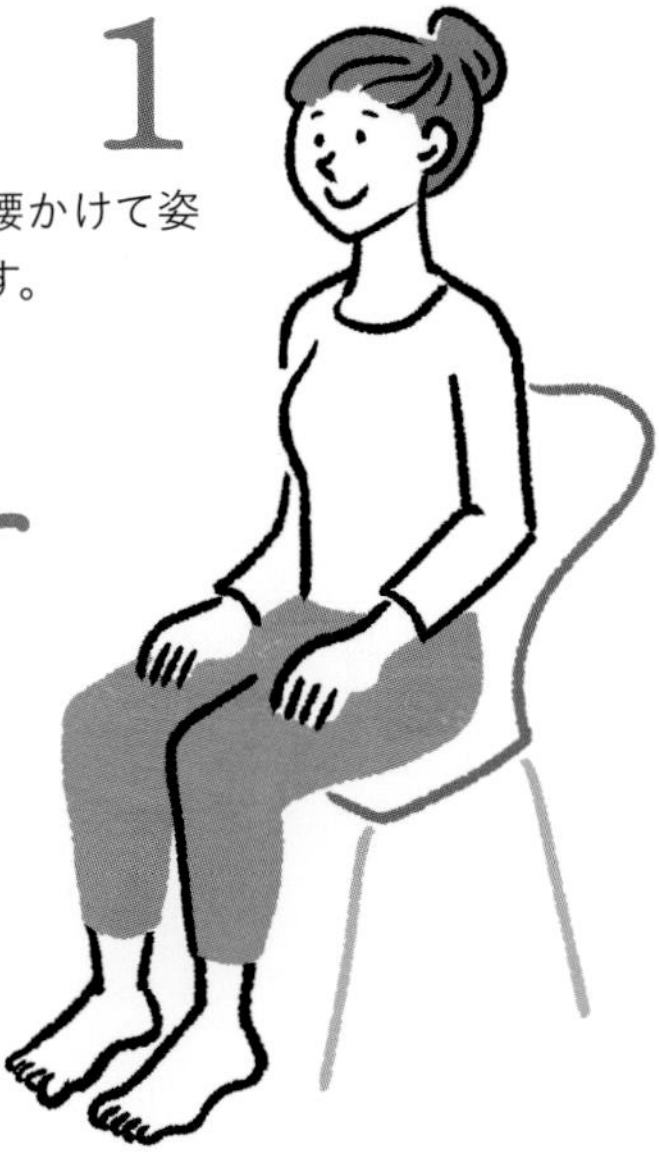

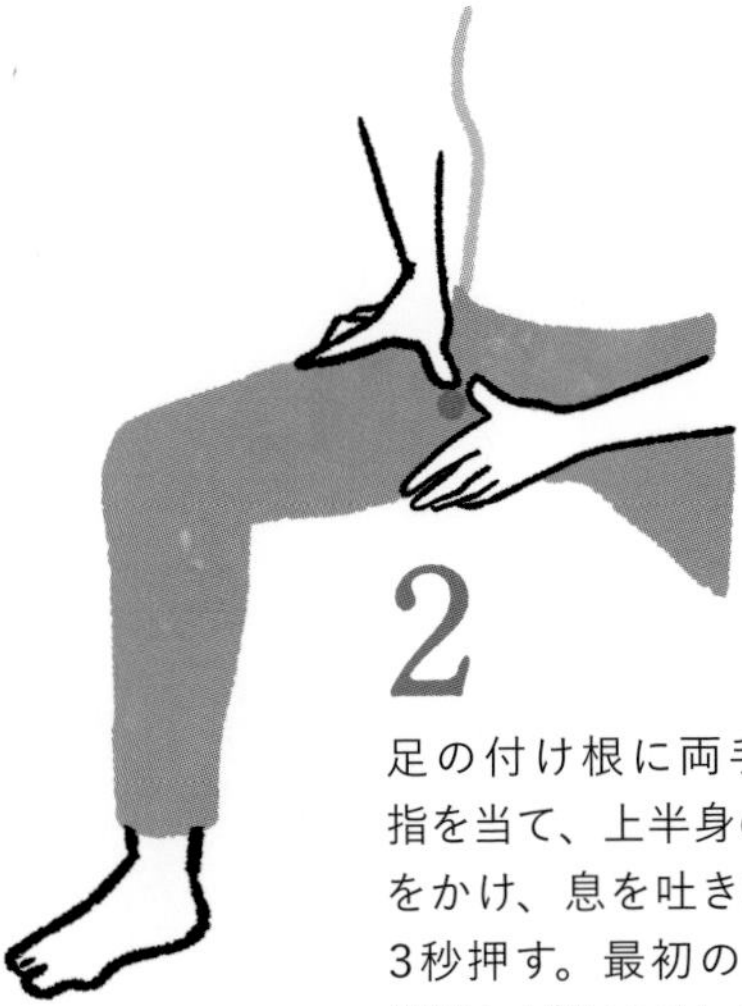

2

足の付け根に両手の親指を当て、上半身の体重をかけ、息を吐きながら3秒押す。最初のうちは痛ければ短くてもOK。

3

痛いラインを辿るように、少しずつ膝の方に押し進む。3回繰り返す。

×3

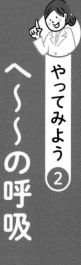

やってみよう②

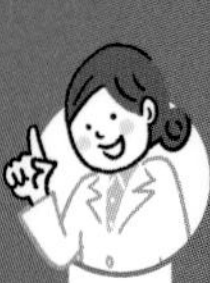

へ〜〜の呼吸

　リラックスして、「へ〜〜」と深く呼吸するだけで、脳脊髄液の循環がよくなり、全身の血液やリンパの流れが改善されます。慢性的な頭痛や、低気圧のときに起こる天気痛で悩んでいる人におすすめです。

　体操はとっても簡単。椅子に座って頭を下に下げ、「へ〜〜」と口に出しながら息を吐くだけです。背骨は小さな骨が積み重なっているので、下を向き、頭の重みをかけることで物理的に広がり、すき間ができます。そこに脳脊髄液がふわ〜っと入り込んでゆるむイメージです。全身の巡りがよくなるので、腎臓にも効果あり。私は毎日やっています。

　朝起きたときにはぜひやってほしいですが、仕事や勉強の休憩時やお風呂上がりも効果的です。1日2回できるとベストですね。

「へ〜〜」と声を出すのは少し恥ずかしいですが、いちばん体の力が抜けるのでちょっと頑張って声を出してみてください。

1

椅子に座り、足は軽く開く。

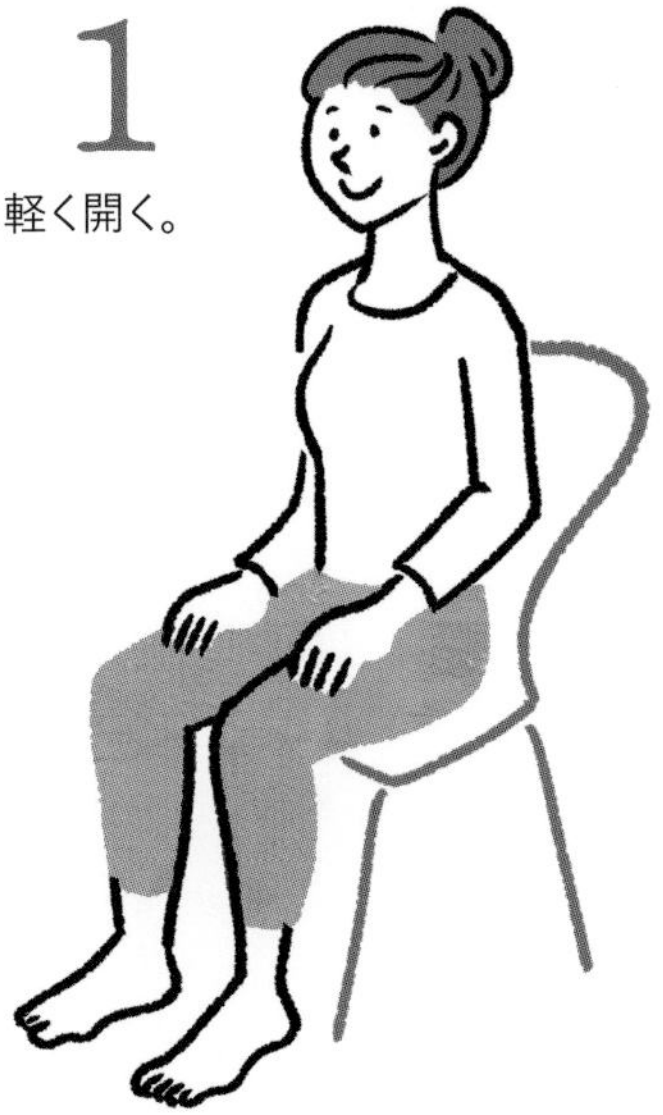

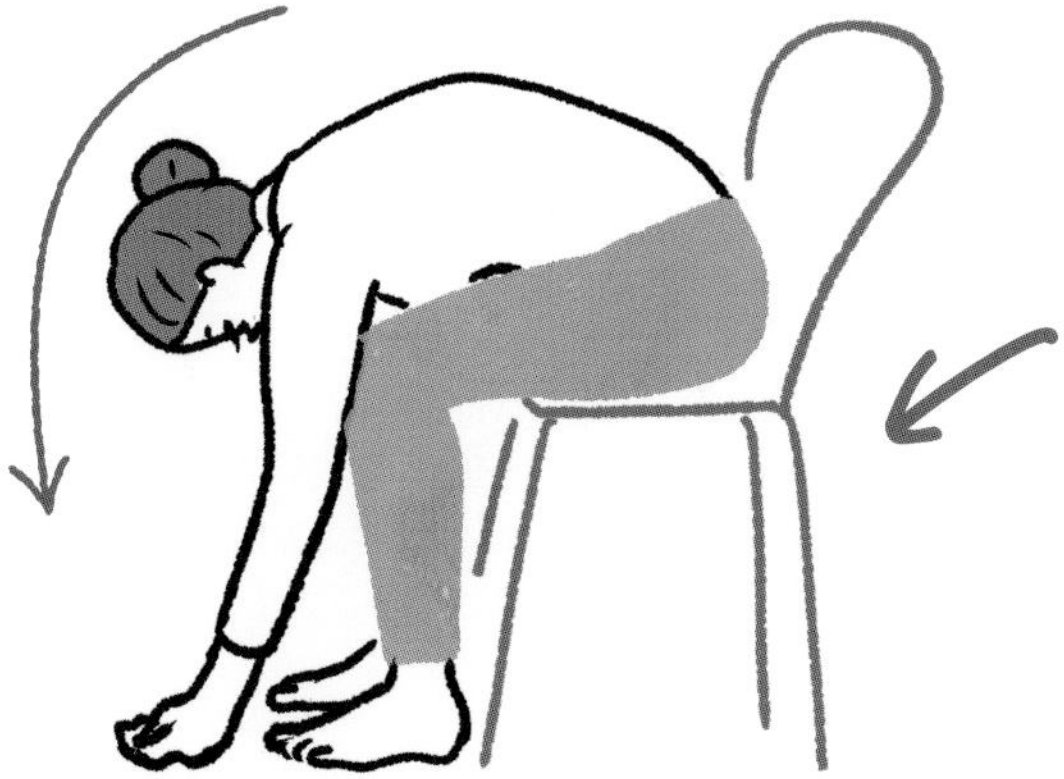

2

ゆっくりと頭を足の間に降ろす。
全身から力を抜く。

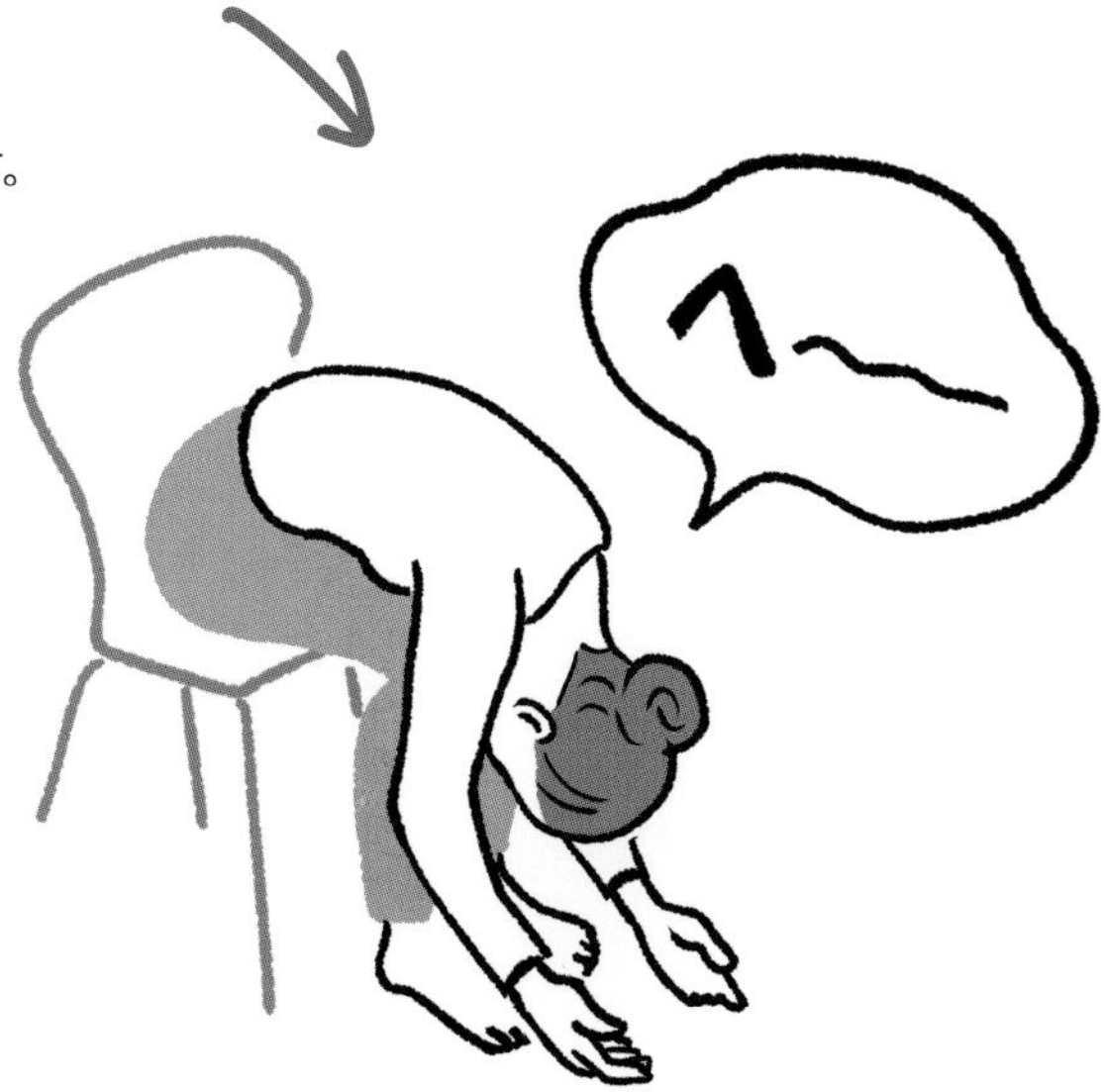

3

「へ～～」と、息を吐き終えるまで声を出しながら意識して力を抜く。頭の重みで背骨や首の骨を伸ばす。

×3

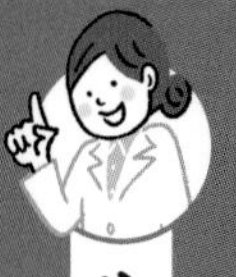

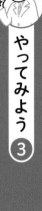

やってみよう③

全身が巡る　ヘッドマッサージ

頭皮にはたくさんのツボがあり、知らないうちにストレスや疲労で凝り固まっている人の多いこと！　まずは改めて触ってみると、妙にデコボコしていたり、むくんでブヨブヨしている部分があってきっと驚きます。まずは自分で触って、どのへんがつかれているかチェックしておくのもおすすめです。

腎臓のツボは首の付け根にあります。目のツボとも近く、ゴリゴリに固まっているという人も多いかもしれません。押し方は簡単で、ふんわり曲げた4本の指で、首の上のエリアをゆするようにゆるめます。下を向いて行うと効果的です。しばらくするとポカポカして、背骨に沿ってさーっと血が巡るような感覚になります。

また、生え際から指1本分上にある陰のツボ「神庭《しんてい》」も効果的。げんこつを作り、いちばんとがったところをツボに当て、後ろに10秒ほど持ち上げるように押すだけでOKです。頭頂にある陽のツボ「百会《ひゃくえ》」も同様に押してバランスをとりましょう。

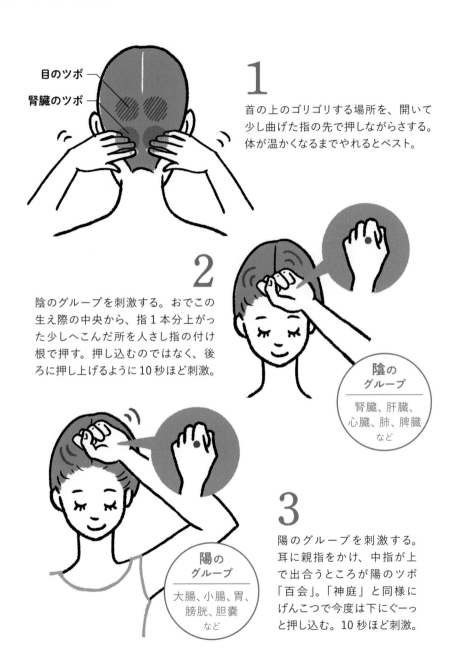

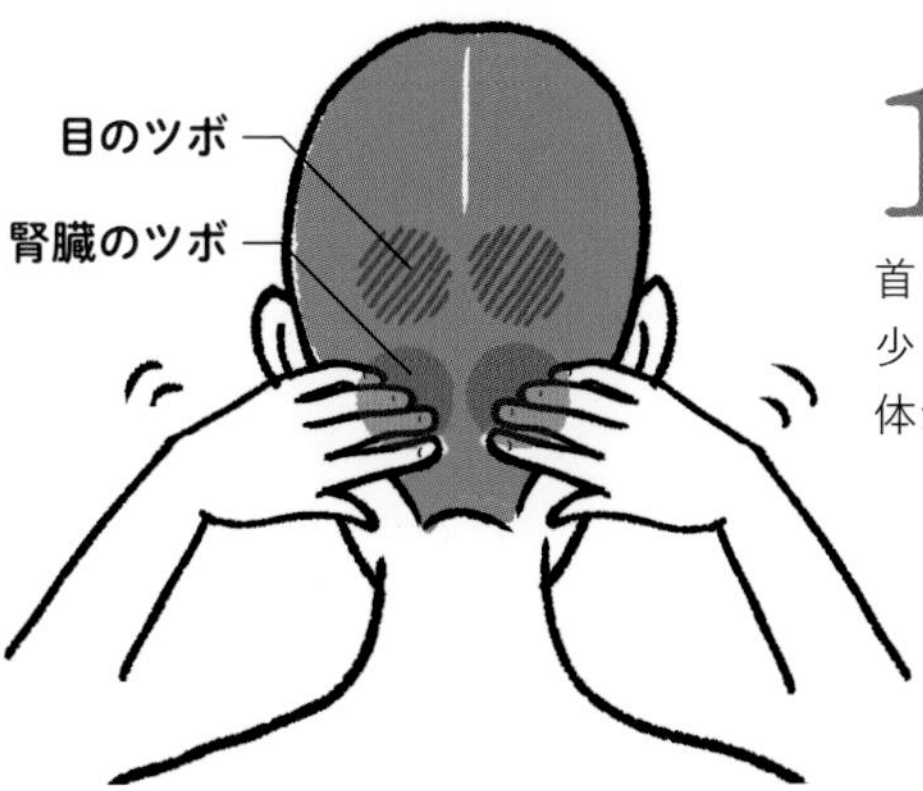

1

首の上のゴリゴリする場所を、開いて少し曲げた指の先で押しながらさする。体が温かくなるまでやれるとベスト。

2

陰のグループを刺激する。おでこの生え際の中央から、指１本分上がった少しへこんだ所を人さし指の付け根で押す。押し込むのではなく、後ろに押し上げるように10秒ほど刺激。

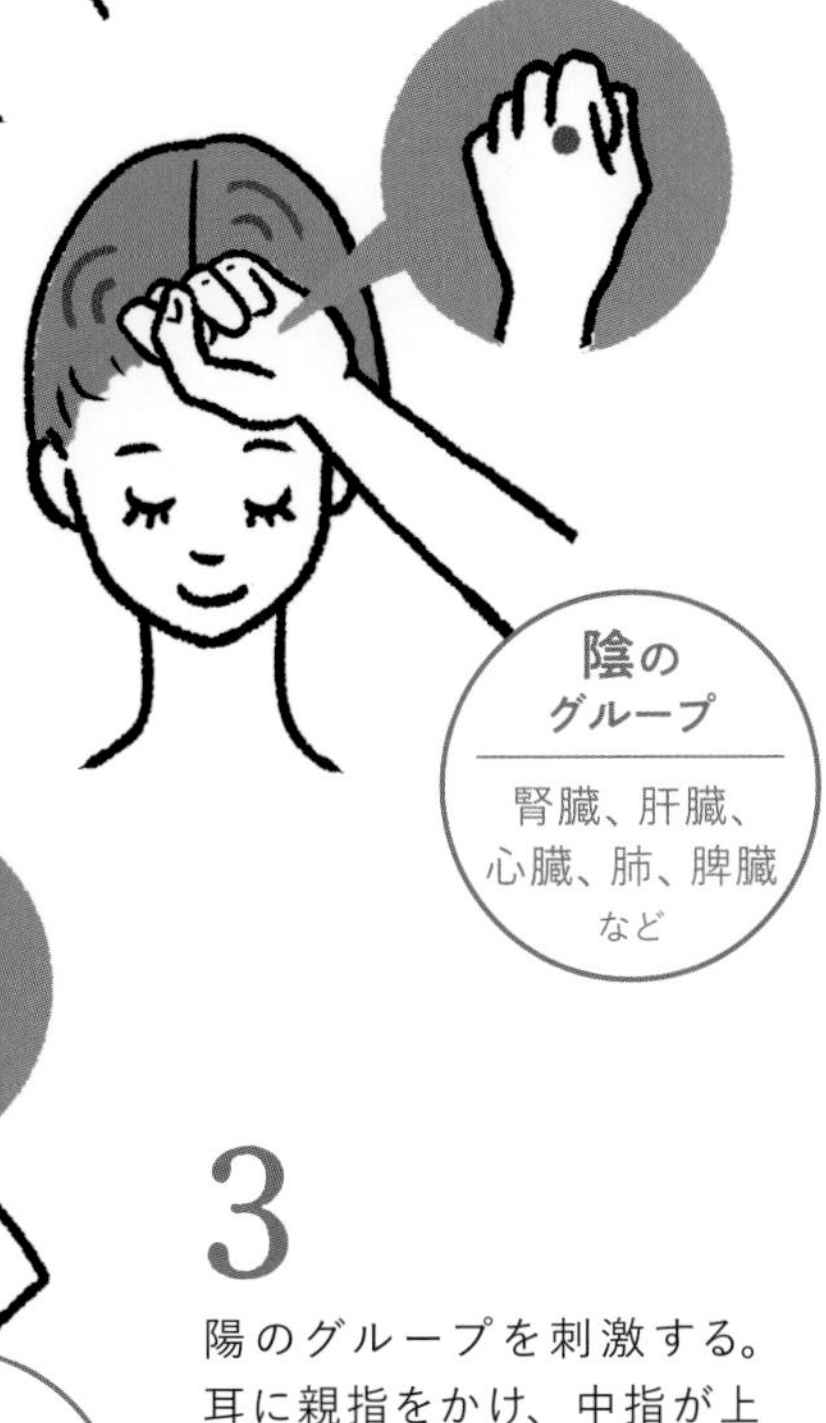

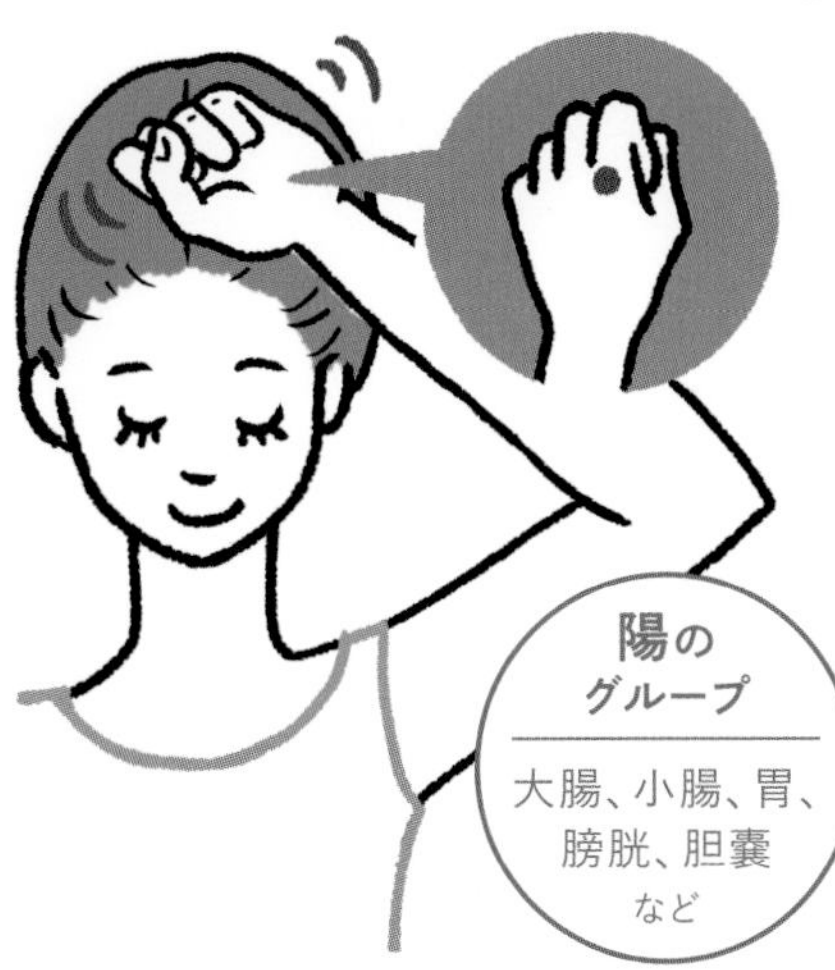

3

陽のグループを刺激する。耳に親指をかけ、中指が上で出合うところが陽のツボ「百会」。「神庭」と同様にげんこつで今度は下にぐーっと押し込む。10秒ほど刺激。

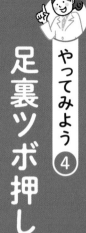

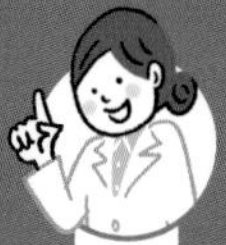

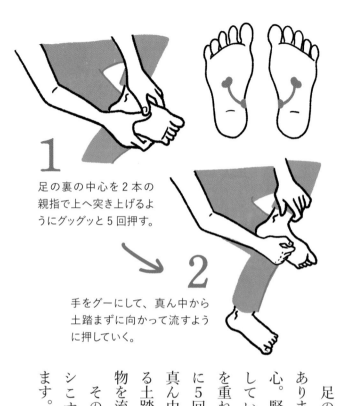

やってみよう④ 足裏ツボ押し

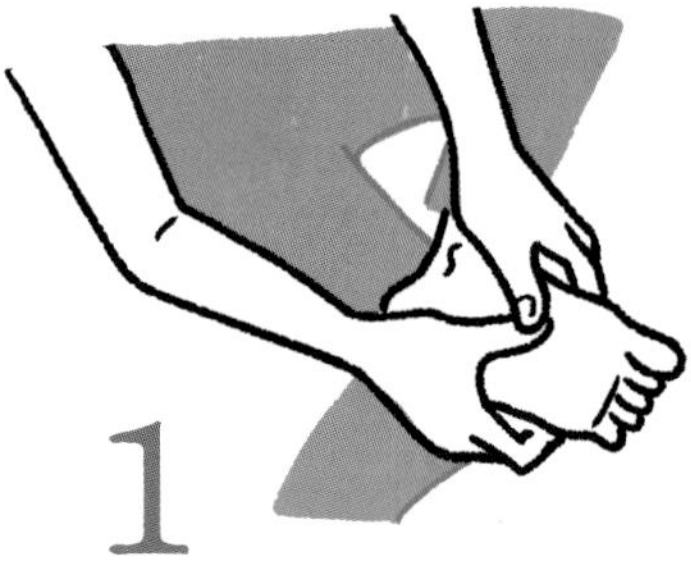

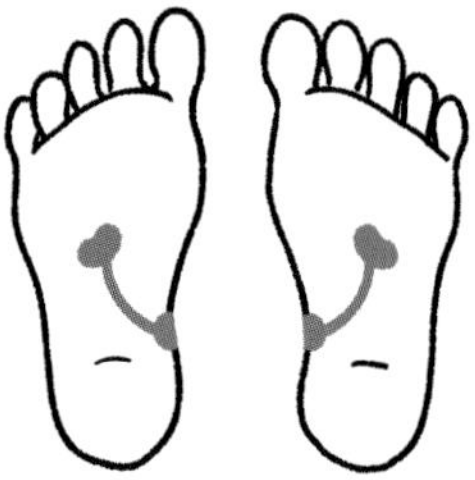

1

足の裏の中心を２本の親指で上へ突き上げるようにグッグッと５回押す。

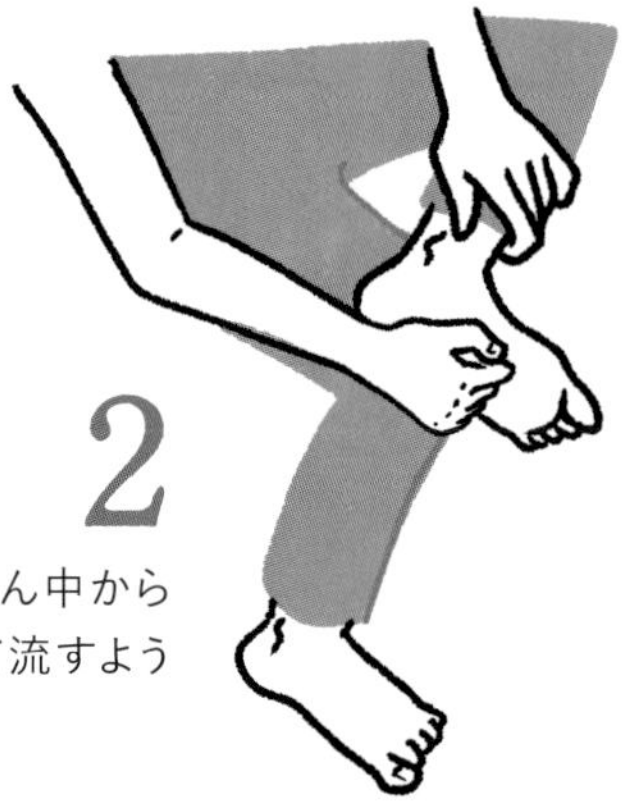

2

手をグーにして、真ん中から土踏まずに向かって流すように押していく。

足の裏には内臓の反射区がたくさんあります。腎臓の反射区は足の裏の中心。腎臓がつかれている人はゴリゴリしています。その部分をまずは、親指を重ねてつま先方向へ突き上げるように5回押します。次に手をグーにして、真ん中から、尿管・膀胱の反射区である土踏まずに向かって流します。老廃物を流し散らすイメージです。

　そのあとはげんこつで近辺をゴシゴシこすれば、体中がポカポカしてきます。

PART 8

腎臓のための食材

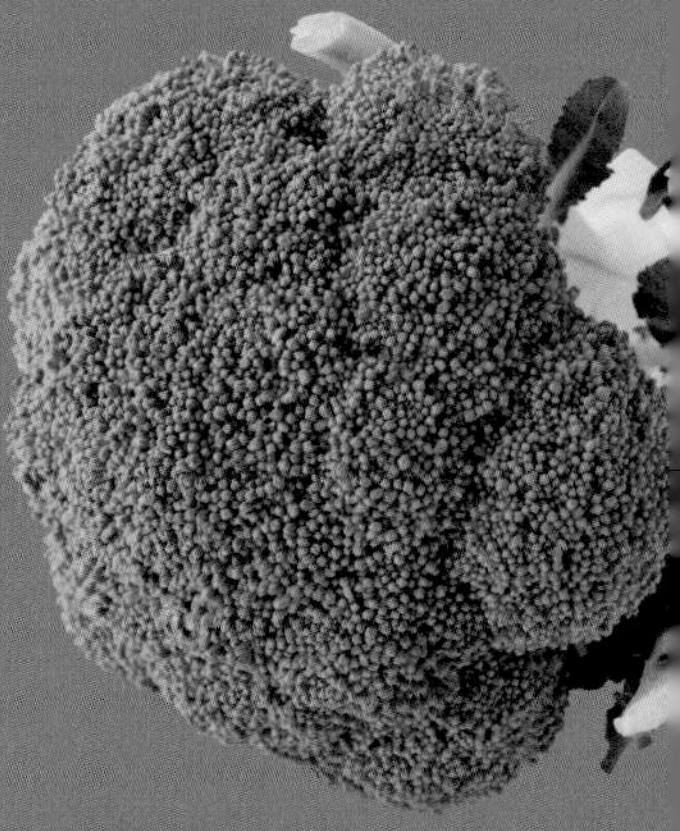

黒い食材は腎臓に効く！

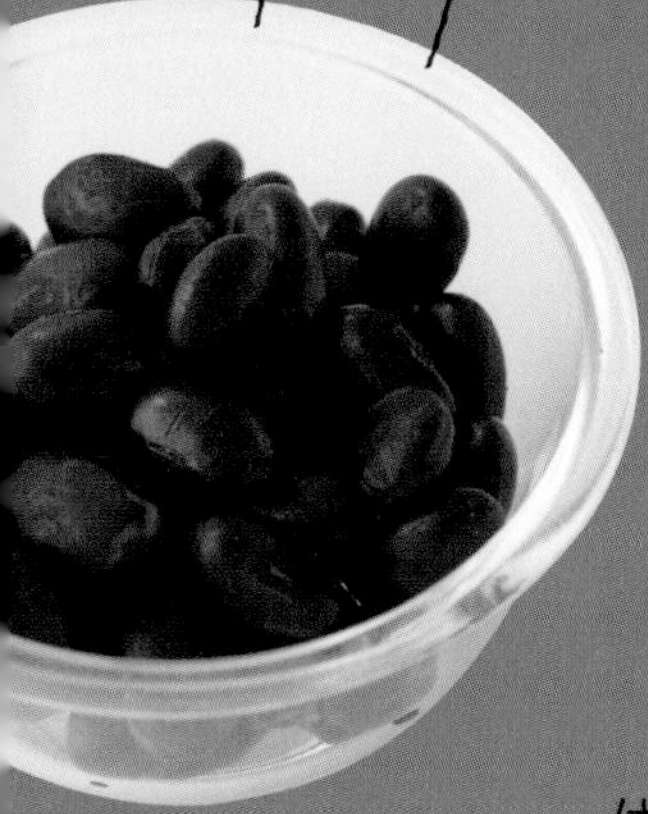

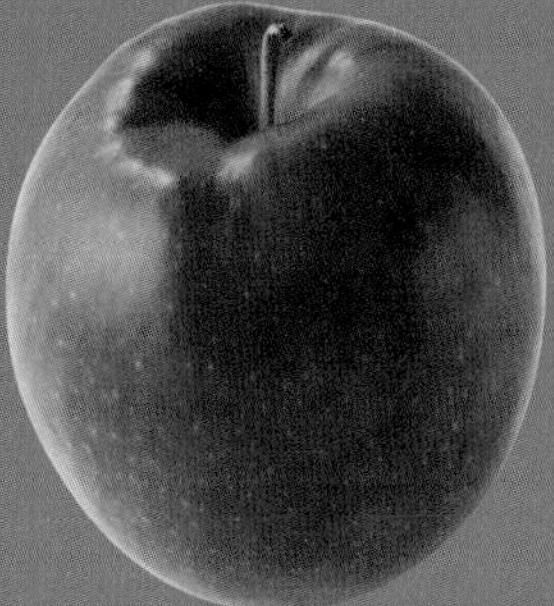

体は食べたものでできています。毎日3食、なにを選んで食べるかはとても重要。また、気付かずに毎日食べていたものが実はよくなかった、ということもあるかもしれません。スープ作りの食材選びにもどうぞ。

毎日摂りたい食材

私たちは体にいいから！　とブームの食材に翻弄されがち。でも、いくら体によくても、同じものばかり食べていたら体もつかれてしまいます。この本の最初にもあるように、旬の栄養価が高い野菜を食べていれば健康で、不調知らずなはずなのです。

とはいえ、腎臓が弱っている人には、毎日取り入れてほしい食材があります。左ページにあるように黒っぽいものが多いですね。

この中で毎日必ず食べて！　というのは天日塩だけ。自炊を心がければクリアできます。また、そのほかの食材も、昆布水を作っておいたり、ちょっとした料理に海苔をちぎり入れたりすれば自然に摂り入れられるものばかりです。納豆に黒酢を数滴、味噌汁に黒ごまを少し入れたり、できることから始めてみましょう。

「○○を食べなければいけない」「しなければいけない」は心にも体にも負担になります。おいしくて〝黒い〟食材を意識するだけで、十分ですよ。

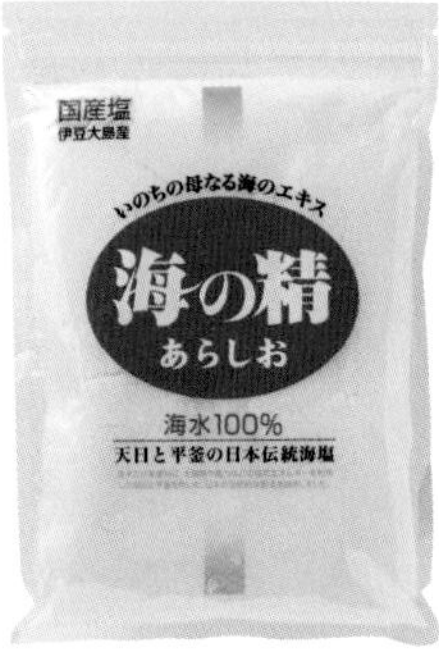

天日塩

腎臓を強化するための要に。詳しくはP.22へ。

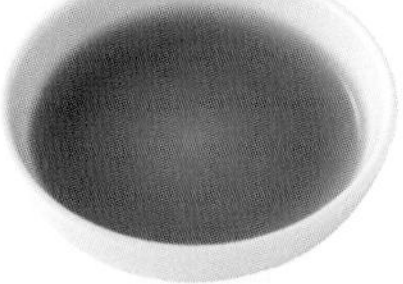

黒酢

酢の中でも腎臓が弱い人に向いている。疲労回復や、免疫力アップに。

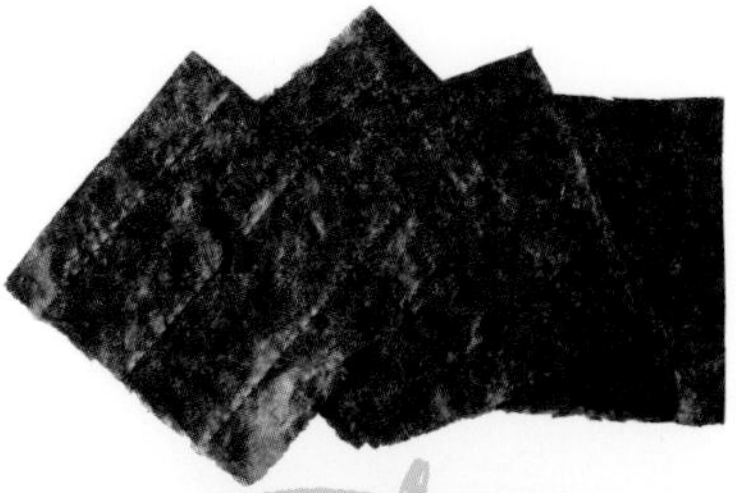

海苔

昆布同様ミネラルが豊富で手軽に食べられる。毎日のごはんに添えて。

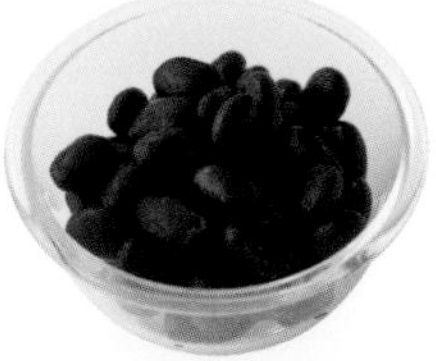

黒豆

「蒸し黒豆」を常備しておくと手軽に使える。黒い色素は眼精疲労にも。

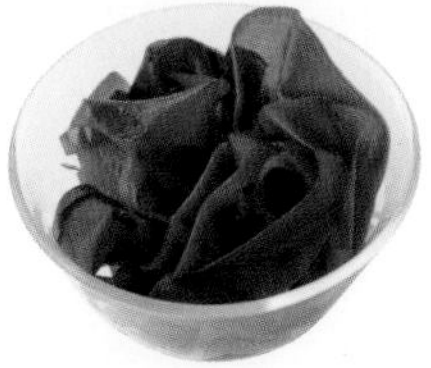

わかめ

体にこもった熱や水分を排出。ぬめり成分は抗ガン・抗菌作用も。

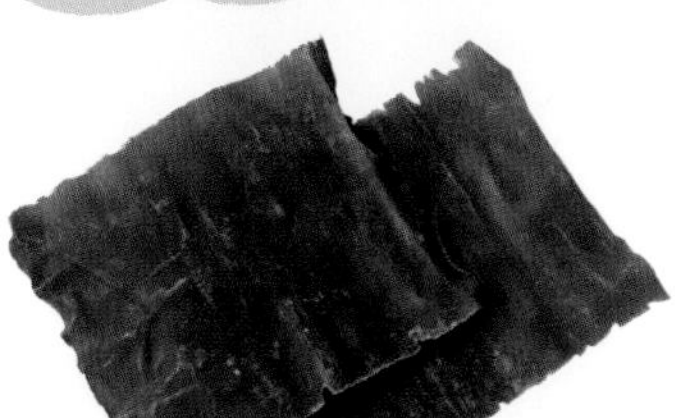

昆布

腎臓が弱い人向けのだしがとれる欠かせない食材。詳しくは P.46 へ。

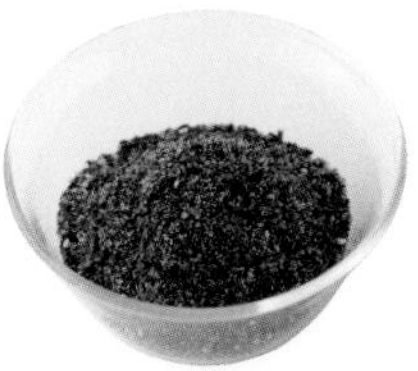

黒ごま

別名「長生不老食」。吸収しやすいように必ず「すりごま」を使って。

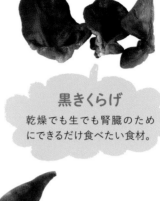

定期的に食べたい腎臓のための食材

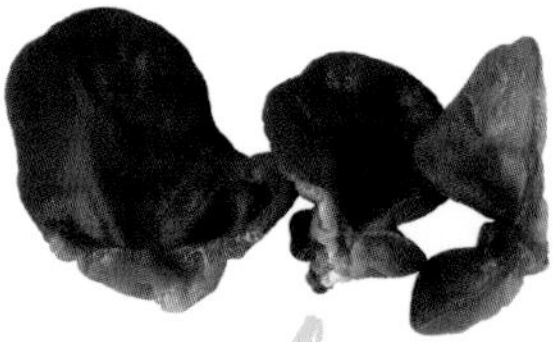

黒きくらげ

乾燥でも生でも腎臓のためにできるだけ食べたい食材。

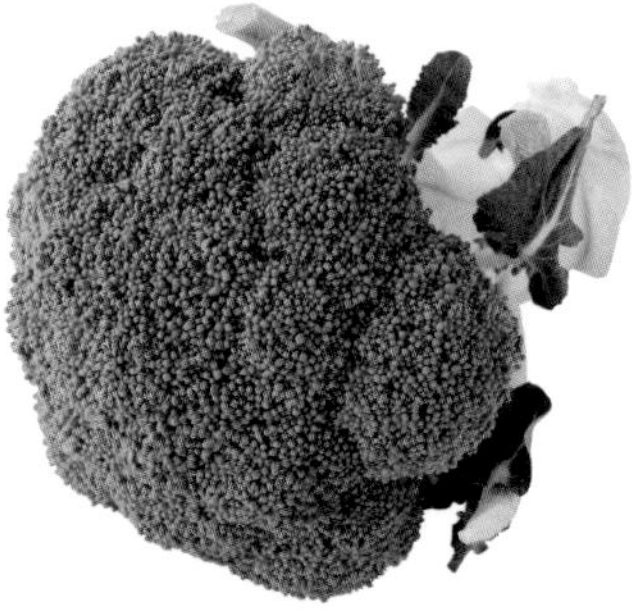

ブロッコリー

たんぱく質が豊富で、元気になるためにも。

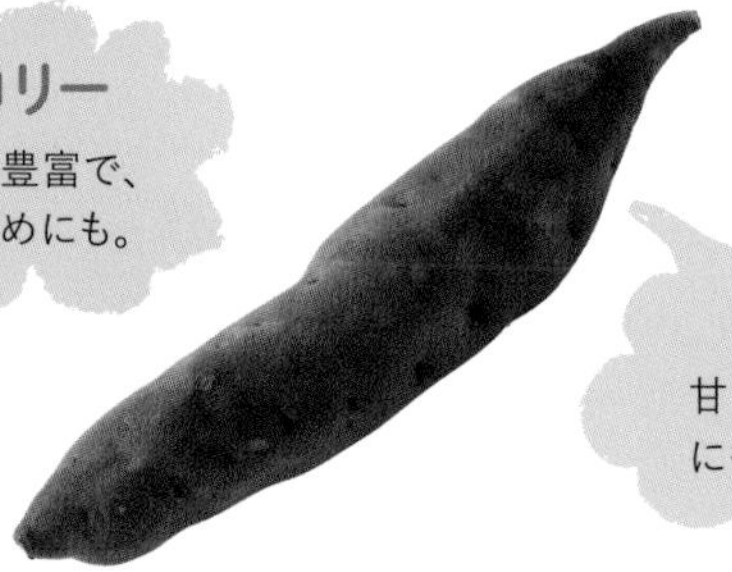

さつまいも

甘くておいしく、腎臓にもいい嬉しい野菜。

毎日ではないけれど、腎臓のために定期的に摂りたい食材です。基本的には旬の野菜を選び、その日に「食べたいな〜」と思うもの、スーパーでピンときたものでOKです。体調に合わせ、魚介類や肉も合わせてもいいです。きくらげやひじきといった乾物は常備しておくのもいいですね。

どれもスープの具材にもなりますが、おかずの材料にしても大丈夫。腎臓がよろこぶ食材ばかりです。

そのほかのおすすめ：黒米、ひじき、カリフラワー、グリーンアスパラガス、いんげん、枝豆、ニラ、キャベツ、冬瓜、かぶ、ごぼう、ホタテ、アサリ、うなぎ、白身魚、サバ、かつおなど

即効性に期待！　プラスαの食材

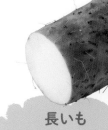

前ページまでの食材を毎日取り入れながら、「今日はつかれた」という日には即効性に期待できる食材をプラス。

これらは毎日食べると逆につかれてしまうほどパワフルなので、「ここぞ」という日に取り入れてください。鏡を見たらくすんでつかれた顔をしている日や、急に白髪が増えたとき（ストレスや腎臓がつかれたサインです）には、スーパーに飛び込んで。できればスープで、そうでなくても食べれば翌朝には見違えるほど元気顔に。

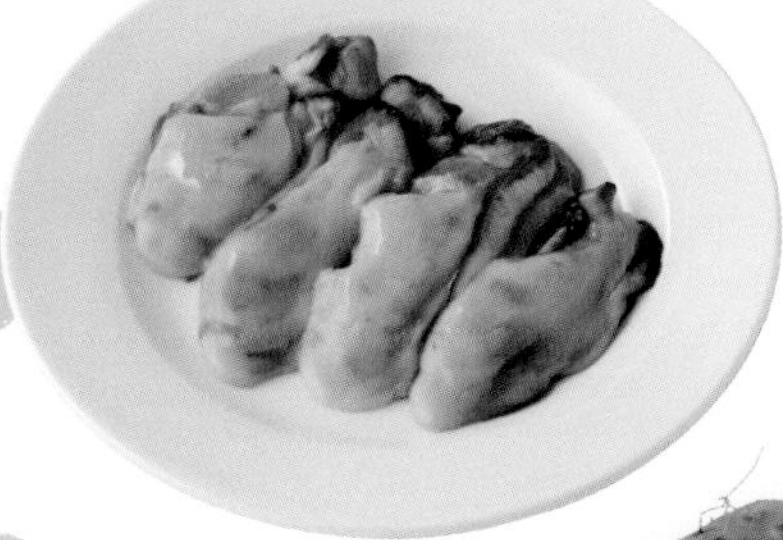

牡蠣

ミネラルをたっぷり含んだ、滋養食材の代表格。

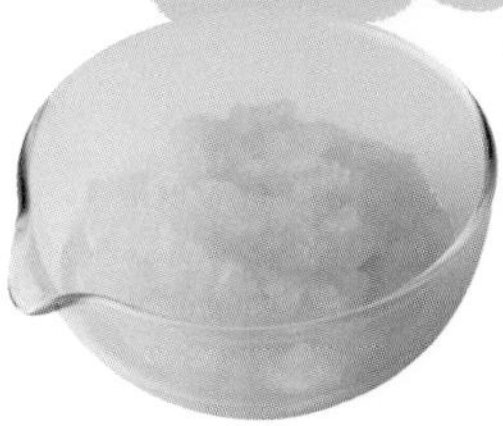

大根おろし

ごはんにポンとのせるだけでひと品に。詳しくは P.68 へ。

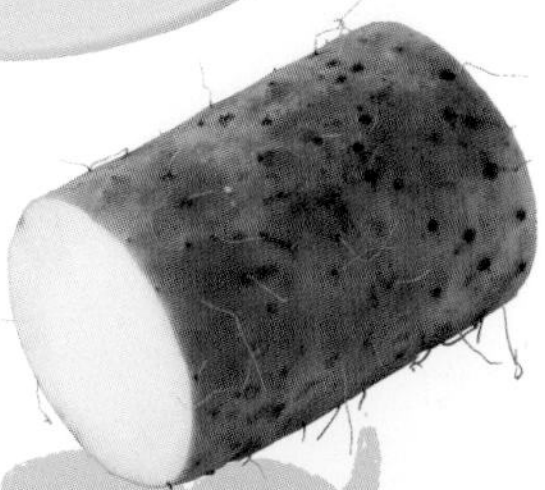

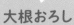

長いも

生なら免疫力、加熱すると胃腸によい万能野菜。

そのほかのおすすめ：豚の赤身肉、えび、イカなど

食べすぎ注意！の食材は？

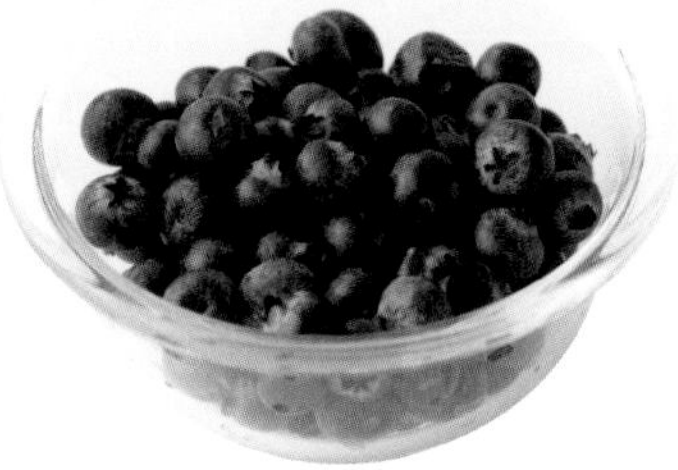

りんご
常温のストレート果汁は OK。

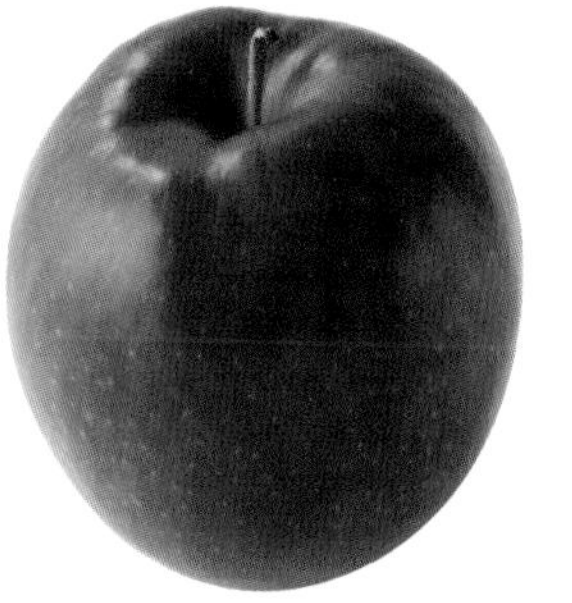

ベリー類
ビタミン類が豊富で少しずつ楽しむ。

腎臓を補う果物：
栗、ぶどう、柿、キウイ、すいか、カシス、ブルーベリー、パイナップル

好きな人は毎日でも食べたいといわれる果物ですが、実は体を冷やすので、たとえ旬でも毎日食べるのは控えてほしいと考えています。

腎臓を補う果物は、利尿効果があり、腎臓の腫れが落ちつくこともありますが、食べすぎると逆にむくんでしまうので、季節を楽しむ程度にします。私はカシスが好きなのですが、カシスは黒の食べ物なので腎臓にもいいと知ったときは「なるほど」と思いました。「絶対ダメ」ではなく、食べたあとにスープで体を温めるなど工夫して、食べたいときは楽しく食べましょう。

腎臓スープはアレンジしても OK。この本に登場する食材をリストアップしたので、自分の症状に合うものを選んで使ってみてください。

INDEX

塩昆布

●海苔
βカロテンが含まれ、抗酸化作用が強い。コリンは神経細胞間の情報伝達に使われ、記憶力向上にも期待。

●ひじき
血を補い、貧血、抜け毛、乾燥肌を予防する。水分代謝を高め、カルシウムなどのミネラルも豊富。

●もずく
子宮筋腫やガンなどの体内にできた腫瘍をやわらかくして散らす働きがある。食物繊維、ミネラルが豊富。

●わかめ
体にこもった熱と水分を放出。ぬめり成分は、水溶性食物繊維のフコダイン。抗菌・抗ガン作用がある。

●かつおぶし
必須アミノ酸はほぼすべて含む。うま み成分のイノシン酸は脳の疲労回復、抗ストレスに。元気の出る万能だし。

●サバの水煮缶
サバは胃を元気にし、血の巡りを改善。不飽和脂肪酸の EPA はコレステロールを下げる。買いおきで便利。

●ちりめんじゃこ
イワシ類の稚魚。たんぱく質、カルシウム、ビタミン D が豊富。骨粗しょう症には体を冷やす牛乳よりおすすめ。

●ツナの水煮
マグロ、カツオが原料。ビタミン C 以外の多くのビタミン、抗ストレスホルモンのパントテン酸、カルシウムも。

●ベビーホタテ
各臓器の機能を高めて滋養強壮、老化防止。タウリンが多く、コレステロール対策に。のどの渇きも癒やす。

海藻

●昆布
熱を冷まし、余分な水分を排出。甲状腺機能の低下にもいい。だしとしても腎臓に有効。脂質代謝も調整。

カット昆布

昆布だし

肉

●合いびき肉
牛肉と豚肉を一緒に。牛肉は胃腸にエネルギーを与えて元気に、豚肉は腎臓をよみがえらせ疲労を回復する。

●鶏肉
良質なたんぱく質の宝庫。ささみとむね肉は疲労回復、手羽とももはコラーゲン補給と、部位によって働きが違う。

鶏手羽元肉

鶏ひき肉、鶏むねひき肉

鶏むね肉

鶏もも肉

●豚肉
腎臓にいい肉といえば豚肉。特にバラ肉がいいが、脂身が多いため、ロースと組み合わせて食べるとよい。

豚肩ロース肉

豚バラ肉

豚ひき肉

魚介

●牡蠣
精神を落ち着かせ、ストレスに負けない強い心を作る。ミネラルは亜鉛、マグネシウム、銅、鉄など充実。

●里いも
弱った胃腸の働きを改善し、腸内の掃除も。しこりをやわらかくする働きがあるので、ガンや腫瘍の予防に。

●ししとう
血の巡りをよくして体を温め、胃腸不調を整える。血栓ができにくくする働きもあり、βカロテンも豊富。

●じゃがいも
胃腸を丈夫にし、元気を補う。ビタミンCは熱に強いのが特徴。血圧を下げる効果も期待。カリウム、食物繊維も。

●しょうが
血行を改善し、体を温める効果は突出。即効性があり、節々が痛み熱がある場合は解熱。殺菌効果もある。

●乾燥赤唐辛子
東洋医学では体内のよくない気を取り除く。辛み成分カプサイシンは発汗作用があり、心臓を元気に。

●キャベツ
ビタミンU＝キャベジンを含み、胃の粘膜の保護に役立つ。胃もたれ、胃痛を治め、血液をきれいにする。

●きゅうり
95%が水分で、利尿作用が強い。余分な熱を取り、ほてった体やのどの渇きを癒やす。夏バテの防止に。

●グリーンアスパラガス
肌や免疫にいいビタミン類や、疲労回復にいいアミノ酸であるアスパラギン酸がたっぷり。βカロテンも豊富。

●ごぼう
中国では古くからのどの痛みの薬として用いられる。解毒、発汗などもでき風邪予防に。食物繊維もたっぷり。

●小松菜
腸を潤わせ、解毒作用も。ビタミンCやβカロテンのほか、カルシウムが豊富で、骨粗しょう症、イライラに。

●ゴーヤ
豊富に含まれるビタミンCは加熱しても壊れにくい。苦み成分のモモルデシンには解毒作用がある。

●さつまいも
食物繊維が豊富で、胃腸を丈夫にする。ビタミンCも多く、美肌作りや免疫力アップに期待。カリウムも豊富。

野菜

●アボカド
ビタミン、ミネラルなど栄養価の高さで知られ、薬膳でも胃腸を養い、快便にし、顔色をよくする“森のバター”。

●インゲン
気の巡りを高め、体の余計な湿気を取り除く。だるさや頭痛、関節痛の予防に。カリウム、鉄などミネラルも。

●枝豆
豆と野菜の栄養を併せ持つ。メチオニンなどが肝機能を高めてアルコール分解を促すのでおつまみにも最適。

●大葉
独特の香り成分ペリルアルデヒドは食欲を増進し、吐き気を防ぐ。ガン予防でも注目。βカロテンも豊富。

●オクラ
粘り成分のペクチンは便秘改善のほか、血糖値上昇を抑制。各ビタミン、食物繊維も豊富。疲労回復にも。

●かぶ
消化酵素が豊富で、整腸作用に優れている。頭に昇った気を鎮めるのでイライラや頭痛、高血圧に効果あり。

●かぼちゃ
体を温め、疲労を回復。コバルトがインシュリン分泌を促し、糖尿病にもよいとされる。胃痛・便秘にもよい。

●ニラ
腎臓の働きを高め、体を温める。ビタミン B_1 は疲労回復効果があり、ウイルスの侵入を防いで免疫力を高める。

●にんじん
気と血を補う。特に目に良く、眼精疲労や視力低下に。βカロテンも多く、老化防止や免疫力アップにも。

●にんにく
体を温める働き。強い解毒・殺菌作用から、疲労回復、脳の活性化など有効性は幅広い。風邪の予防にも。

●冬瓜
利尿作用が強く、体内にこもった熱を除いてむくみを改善。夏バテ防止にも。サポニンが脂質の代謝を促す。

●とうもろこし
胃の働きを高める。ミネラル、たんぱく質、食物繊維などのバランスがよく、炭水化物も多いので主食代わりにも。

●トマト
胃腸を正常な状態に戻し、食欲を回復。肝臓の解毒力を高める。赤色素リコピンは抗酸化作用が高い。

トマト、ミニトマト

トマトジュース、野菜ジュース

●長いも
生で食べると抗ウイルス作用で感染症予防に、加熱すると腎臓、胃腸、肺などの内臓が元気になり滋養強壮に。

●なす、白なす
体を冷まし、胃腸を活発にする。ほてりやむくみ、血流改善にも。色素成分のナスニンには抗酸化作用が。

●セロリ
心を落ち着かせ、ストレスを緩和するので、不眠のときに。食物繊維やカリウムが含まれるので解毒にぴったり。

●大根（加熱）
加熱した大根は、つかれやすく、むくみがある人に。気が停滞してイライラするときにも。栄養は煮汁に出る。

●大根おろし
生の大根は消化酵素のアミラーゼが豊富で、健胃作用に優れる。おろすことで細胞を破壊し、効果が高まる。

●玉ねぎ
辛み成分の硫化アリルが疲労を回復し、胃腸を活発にする。余分なナトリウムを排出して血圧を安定させる。

●チンゲン菜
体の余分な熱を除き、血行を改善。カルシウム、鉄やカリウムなどのミネラルも豊富で、抗酸化作用も。

●なめこ
のどや鼻の粘膜を保護し、ウイルスの侵入を防止。体を潤すのでドライアイや軟骨にもいい。食物繊維もたっぷり。

●ハナビラタケ
食物繊維のβグルカンが豊富で、免疫力アップに。クセがなく、程よい食感があって使いやすいキノコ。

●ひらたけ
たんぱく質のレクチンには腫瘍を小さくするという研究結果が。抗酸化作用が強く、コレステロール値も改善。

●まいたけ
キノコの中でも免疫力が高い。血の巡りをよくし、血圧をコントロール。各臓器を元気にして水分の代謝もアップ。

豆類、大豆加工品

●小豆
強い利尿効果、解毒作用がある。ビタミンB_1も豊富で糖質をエネルギーに換える働きがあり、疲労回復に。

●厚揚げ
カルシウムとビタミンKは豆腐の2～4倍。ビタミンKがカルシウムを定着させ骨に沈着。肌や髪を丈夫にする。

●もやし
豆の芽。解毒作用があり、熱をとって体の炎症を除く。口内炎や膀胱炎、ニキビなどの熱を除き小さくする。

●れんこん
余分な熱を冷ます。アレルギーや鼻炎、喘息など免疫機能の異常から起きる症状を緩和。新陳代謝もアップ。

キノコ

●えのきだけ
ビタミンBの一種、パントテン酸が代謝を促し、ストレスを緩和。食物繊維も豊富で便秘を解消、満腹感も。

●黒きくらげ
体に潤いを与える。生理痛や不正出血、更年期障害などの女性のトラブルに幅広く対応。鉄も多く、貧血対策に。

●しいたけ
胃腸を元気にし、食欲不振などを改善。βグルカンは抗ガン作用がある。動脈硬化や生活習慣病の予防にも。

●しめじ
気と血を補い、元気のもとに。オルニチンがしじみの10倍ほども豊富なので、肝臓の解毒にも役立つ。

●ねぎ
体を温め、気と血の巡りを促進。発汗作用で風邪の初期に有効。胃腸の調子を整え、便秘・下痢の予防にも。

長ねぎ

万能ねぎ、九条ねぎ

●パセリ
香り成分のピネンやアピオールには高い殺菌力がある。造血作用はほうれん草の4倍。ミネラルも豊富。

●ふき、ふきの水煮
植物性アルカロイドが腎臓のろ過機能を高め、老廃物を排出。食物繊維も多く、春に食べたいデトックス食材。

●ブロッコリー
ビタミンCが豊富で免疫力アップ&美容効果に期待。腎臓を強くして、胃腸を丈夫にする。虚弱体質を改善。

●三つ葉
香り成分のクリプトテーネン、ミツバエンが心を落ち着け、自律神経を整える。肩こり、肌荒れも改善。

●みょうが
香り成分のαピネンが大脳皮質を刺激して脳を活性化。頭をシャキッとさせ元気に。胃腸の調子も整える。

その他

●梅干し
梅ポリフェノールには抗酸化力と殺菌力があり、感染症予防に役立つという研究が。熱を鎮める効果も。

●カシスジャム
カシスはアントシアニン、ビタミンC、ポリフェノールと抗酸化作用の高い成分の宝庫。眼精疲労にもよい。

●キムチ
余分な熱を取り除き、イライラや頭痛を鎮める働きがある。発酵食品であり、善玉菌を補って腸内環境の改善にも。

●こんにゃく、糸こんにゃく
食物繊維グルコマンナンが整腸作用で消化不良や便秘を改善し、老廃物を排出。生活習慣病の予防に。

ごま

●黒ごま
薬膳で「長生不老食」と呼ばれるほど万能。吸収しやすいすりごまやペーストを使って。抗酸化作用も強い。

●白ごま
良質な油分が含まれ、脂質代謝を促す。余分な熱を除き、皮膚を潤す。やはり、吸収しやすいすりごまを使うこと。

米、餅

●切り餅
冷えた内臓を温める。胃腸を元気にして引き締めるため、汗や下痢が止まらない人に。疲労感の回復にも。

●黒米
色素のアントシアニンやビタミンEが豊富でどちらも老化防止に。体力気力を補う。いつものごはんに少し足して。

●もち米
体力回復食材として古くから使われている。胃を温め、慢性的な疲労や冷え、下痢などの改善に役立つ。

●よもぎ餅
漢方の生薬としても使われるよもぎ。体を温め、ホルモンの分泌を調整するので女性特有の症状に。風邪予防にも。

●大豆の水煮、蒸し大豆
必須アミノ酸、たんぱく質が充実。亜鉛は活性酸素を除去し、酵素がミトコンドリアを活性。胃腸機能もサポート。

●豆腐
体内にこもった熱を放出し、体を潤す。消化吸収がしやすいので、内臓が弱っている人向き。消化・吸収しやすい。

●蒸し黒豆
大豆の栄養素に加え、黒色成分はアントシアニンで、強い抗酸化作用が。眼精疲労や胃腸のつかれを回復させる。

●無調整豆乳
体内の渇きを潤す。特に肺を潤して咳やのどの渇きに。利尿効果や便秘の解消にも。肝機能を回復する。

卵

●卵
ビタミンCと食物繊維以外の栄養が含まれる完全栄養食品。必須アミノ酸8種や、吸収しやすい鉄分も。

STAFF

撮影　菊池陽一郎
フードスタイリング　結城寿美江
デザイン　後藤奈穂
イラスト　いなばゆみ
構成・文　北條芽以
校正　鈴木初江
編集　川上隆子（ワニブックス）

おつかれ気味の腎臓がよみがえる

超！解毒スープ

大野沙織　著

2023 年 4 月 6 日　初版発行
2024 年10月 1 日　6 版発行

発行者　髙橋明男
編集人　青柳有紀
発行所　株式会社ワニブックス
〒 150-8482
東京都渋谷区恵比寿 4-4-9
えびす大黒ビル
ワニブックス HP　http://www.wani.co.jp/

お問い合わせはメールで受け付けております。

HPより「お問い合わせ」へお進みください
※内容によりましてはお答えできない場合がございます。

印刷所　TOPPANクロレ株式会社
製本所　ナショナル製本

定価はカバーに表示してあります。

落丁・乱丁の場合は小社管理部宛にお送りください。送料は小社負担でお取り替えいたします。ただし、古書店等で購入したものに関してはお取り替えできません。

　ISBN978-4-8470-7298-7